Birgit Frohn

Reinigen und Entgiften mit Ayurveda

Reinigungskuren, Massagen
und Ölbehandlungen
Atem-, Meditations- und Yogaübungen
Typgerechte Ernährung

Haben Sie Fragen an die Autorin?
Anregungen zum Buch?
Erfahrungen, die Sie mit anderen teilen möchten?

Nutzen Sie unser Internetforum:
www.mankau-verlag.de

mankau

Bibliografische Information der Deutschen Nationalbibliothek
Die Deutsche Nationalbibliothek verzeichnet diese Publikation in der Deutschen
Nationalbibliografie; detaillierte bibliografische Daten sind im Internet über
http://dnb.d-nb.de abrufbar.

Birgit Frohn
Reinigen und Entgiften mit Ayurveda
Reinigungskuren, Massagen und Ölbehandlungen
Atem-, Meditations- und Yogaübungen
Typgerechte Ernährung
ISBN 978-3-86374-150-1
1. Auflage 2014

Mankau Verlag GmbH
Postfach 13 22, D-82413 Murnau a. Staffelsee
Im Netz: www.mankau-verlag.de
Internetforum: www.mankau-verlag.de/forum

Lektorat: Ursula Klocker, München
Endkorrektorat: Susanne Langer M.A., Traunstein
Gestaltung Umschlag: Andrea Barth,
Guter Punkt GmbH & Co. KG, München
Gestaltung Innenteil: Sebastian Herzig, Mankau Verlag GmbH
Energ. Beratung: Gerhard Albustin, Winhöring

Fotos Innenteil: Dirk Bielenberg (94, 96, 98, 99, 102, 133, 138, 142, 148, 237);
Gennadiy Poznyakov - Fotolia.com (145); Kzenon - Fotolia.com (150);
Gennadiy Poznyakov - Fotolia.com (154); Vladimir Voronin - Fotolia.com (168);
Subbotina Anna - Fotolia.com (175); puhhha - Fotolia.com (184);
Ariwasabi - Fotolia.com (190)

Druck: Druckerei C. H. Beck, Nördlingen

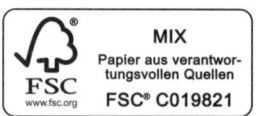

MIX
Papier aus verantwor-
tungsvollen Quellen
FSC
www.fsc.org
FSC® C019821

Inhalt

Vorwort 7

Das Wissen vom guten Leben 9
Die Mutter der Medizin 11
Zwischen Tradition und Moderne 18

Die Prinzipien des Ayurveda 21
Fünf Elemente und drei Doshas 23
Die Konstitutionstypen 38
Ayurvedische Uhr: die Rhythmen der Doshas 47

Extra: Wie steht es um Vata, Pitta und Kapha? 59

Ayurvedischer Behandlungskanon 69
Diagnose mit allen Sinnen 70
Pflanzen für das Leben 74
Diätetische Maßnahmen 86
Rasayana 87
Panchakarma 89
Gesunde Lebensführung 90

Jungbrunnen für Körper, Geist und Seele 113
Das Herz der ayurvedischen Medizin 115
Umfassend positiv 118
Nasenspülung – Nasya 127
Mundspülung – Gandusha 130
Ganzkörperölmassage – Abhyanga 135
Bauch-Abhyanga 139
Reibemassage – Garshan 141
Augenbad mit Ghee – Akshitarpana 144
Ölbad – Snehavaghaha 145

Heißwasserbad – Avaghaha Sweda 146
Heiße Packung mit Zitronen – Jambira Pinda Sweda 147
Weitere Anwendungen des Panchakarma 149
Abführen – Virecana 158
Einlauf – Vasti 161
Weitere ayurvedische Reinigungsanwendungen 164

Typgerecht richtig gesund essen 197
Die Küche zum guten Leben 198
Wohlbefinden auf dem Teller 216
Ayurvedische Küchenapotheke 225

Zur Autorin 237

Weitere Bücher von Birgit Frohn 238

Stichwortregister 242

Vorwort

Kaum eine alte Medizintradition macht so viel Furore und hat sich hierzulande so perfekt etabliert wie das »Wissen vom guten Leben«, wie Ayurveda übersetzt heißt. Was über zig Jahrhunderte hinweg auf dem indischen Subkontinent zur Pflege der Gesundheit diente, trat in den 1980er-Jahren einen bemerkenswerten Siegeszug in die westlichen Industrieländer an.

Der Import aus dem fernen Osten fiel hier auf einen Nährboden, auf dem er wunderbar gedeihen konnte. Die Verdrossenheit über die moderne westliche Schulmedizin nahm stetig zu, vieles von dem, was man sich versprochen hatte, blieb unerfüllt. Die fortschreitende Technisierung der Behandlungen, die kaum mehr den Menschen in seiner Gesamtheit und für sich im Blick hatte – Stichwort »Apparatemedizin« – tat ihr Übriges. Trotz aller Fortschritte, welche die medizinische Forschung unbestritten verzeichnen konnte, sah man sie erstmals mit sehr kritischem Blick. Das Vertrauen in die konventionelle Schulmedizin begann zu bröckeln. Enttäuscht von ausgebliebenen Heilerfolgen und unzufrieden mit unpersönlichen 08/15-Therapien in Praxen wie Kliniken suchte man Alternativen zum herkömmlichen Getriebe der modernen Gesundheitssysteme. Da traf es sich bestens, dass man einer bewährten Heilkunde gewahr wurde: einer ebenso fundierten Medizin, die Antwort auf Fragen geben und die Lücken schließen kann, welche die westliche Schulmedizin offen lässt. Indem sie nicht nur für kranke, sondern auch und vor allem für gesunde Tage wertvolles Wissen bereithält und stets den Menschen in seiner Gesamtheit berücksichtigt, mit allem, was ihn ausmacht und umgibt.

Das sind nur ein paar der Gründe, die dem Ayurveda in den vergangenen Jahrzehnten so viel Anerkennung sowie eine große Schar Anhänger verschafften. Doch schon lange zuvor hat der Ayurveda der westlichen Welt seinen Stempel aufgedrückt. So ist das Heilwissen der Antike unzertrennlich mit den Erkenntnissen der traditionellen indischen Medizin verknüpft, von ihnen geprägt und beeinflusst. Nicht umsonst wird diese umfassende Lebenslehre daher auch die Mutter der Medizin genannt – die sich zu Recht einen festen Platz zwischen Tradition und Moderne erobern konnte.

Eine der wichtigsten Säulen des Ayurveda ist die Reinigung und Entgiftung, „Panchakarma" oder auch „Herz der ayurvedischen Medizin" genannt. Ihr widmet sich dieses Buch. Erfahren Sie, wie die Panchakarma-Therapien wirken und wie Sie sie leicht selbst zu Hause durchführen können. Daneben haben die folgenden Seiten natürlich auch die faszinierenden Prinzipien des Ayurveda zum Inhalt, wie die Lehre von den Doshas und den Konstitutionstypen. Ein bedeutendes Thema ist ferner die richtige Ernährung gemäß dem persönlichen Konstitutionstyp. Sie ist unerlässlich für einen gesunden Stoffwechsel sowie für eine gute Verdauung und bildet damit die Basis dafür, dass die sogenannten fünf heilenden Handlungen des Panchakarma ihre Wirkung voll entfalten können.

Birgit Frohn, Februar 2014

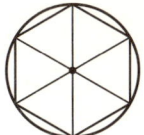

Das Wissen vom guten Leben

„Ayus", das Leben, „veda", das Wissen – diese beiden Wörter aus dem Sanskrit lassen anklingen, was sich hinter dem Begriff Ayurveda verbirgt: Es ist das „Wissen vom guten Leben". Dieses Wissen beinhaltet nicht nur eine medizinische Lehre, sondern auch eine Lebenslehre, ja sogar eine Lebenskunst. Ayurveda dient also nicht nur der Heilung, sondern es findet auch in gesunden Tagen Anwendung und erfasst alle Aspekte des täglichen Lebens – bis heute. Denn trotz ihrer Jahrtausende währenden Geschichte hat die ayurvedische Lehre nichts an Aktualität eingebüßt. Nachdem sie während der britischen Kolonialherrschaft unterdrückt worden war und einiges an Bedeutung verloren hatte, ist sie inzwischen wieder fester Bestandteil des indischen Gesundheitswesens geworden. Nahezu die Hälfte der indischen Mediziner praktiziert mittlerweile nach den Prinzipien der ayurvedischen Heilkunde. Viele der Vaidyas, wie die ayurvedischen Ärzte in Indien heißen, sehen in dieser Lehre das Potenzial für eine moderne Ganzheitsmedizin, die auch außerhalb Indiens Erfolg zeitigen kann. Denn Ayurveda ist eine Alternative für alle, die nach einer praktischen, einfachen und ganzheitlichen Form des Heilens suchen.

Die Mutter der Medizin

Ihr „goldenes Zeitalter" erlebte die traditionelle indische Medizin mit der Verbreitung des Buddhismus im 6. Jahrhundert v. Chr. Die Wurzeln des Ayurveda aber scheinen bis weit ins 2. Jahrtausend v. Chr. zu reichen, als sich allmählich auch der Hinduismus entwickelte. Die Lehre vom guten Leben hat also eine überaus lange Geschichte und wirkte nachhaltig auf die Medizinsysteme außerhalb des indischen Subkontinents. Der gute Ruf, der sie umgab, war derart groß, dass sich die antike griechische Medizin und später auch die arabische von ihr inspirieren ließen. Der bedeutende altgriechische Arzt Hippokrates, der als Begründer der medizinischen Wissenschaft gilt, hat viel von den umfassenden und hervorragend recherchierten ayurvedischen Lehren übernommen. Er und seine Anhänger therapierten in enger Anlehnung

Die Veden

Die Anfänge des Ayurveda lassen sich bis in die vedische Kulturepoche Indiens zurückverfolgen. Die ersten Abhandlungen über Hygiene, Diagnose und Therapie finden sich in den Veden, deren Niederschrift in die Zeit vom 2. Jahrtausend bis zum 8. Jahrhundert v. Chr. datiert wird. Die vier Veden gelten als die ältesten Belege der indischen Kultur, als Quellen ihrer Religion, Philosophie und aller anderen Wissenschaften, einschließlich der Heilkunde. Bei den in Sanskrit verfassten Texten handelt es sich nicht um ein einzelnes Werk, sondern um eine umfassende Sammlung. Wie alle anderen Veden besteht auch der Ayurveda aus mehreren Schriftsammlungen, den Samhitas.

an das Wissen der ayurvedischen Ärzte. Die altgriechische Medizin nahm erheblichen Einfluss auf die Heilkunst des arabischsprachigen Raums, und diese wiederum prägte die abendländische Medizin. Auf diesem Wege floss Ayurveda in unseren Kulturraum ein und darf daher wohl mit Recht als die „Mutter der Medizin" bezeichnet werden.

Ayurveda nimmt unter den ganzheitlichen Heilverfahren eine ganz besondere Stellung ein. Denn er ist die älteste ganzheitliche Lehre für Gesundheit und Langlebigkeit und hat sich über die Jahrtausende bis heute bewährt. Seine Prinzipien sind universal und unvergänglich.

Umfassende Lebenslehre

Ayurveda hat weder etwas mit Esoterik zu tun, noch ist er ausschließlich eine Heilkunde. Letztere stellt vielmehr einen, wenn auch bedeutenden Aspekt von vielen dar, die in der allumfassenden Lebenslehre und der ganzheitlichen Lebenssicht des Ayurveda beleuchtet werden. Denn in erster Linie ist der Ayurveda eine religiös inspirierte Philosophie. Nach ihr bilden der Kosmos und die Natur, in und mit der der Mensch lebt, die Rahmenbedingungen für jegliche pflanzliche, mineralische, tierische und menschliche Existenz.

Ayurveda ist aber auch eine Lebenskunst. Denn unser Leben ändert sich unentwegt und ist immer neuen Reizen und Einflüssen ausgesetzt: dem Wechsel der Tageszeiten, der Temperatur, der Luftfeuchte, der Jahreszeiten und des Lebensalters. Ständig begegnen wir anderen Menschen und deren Stimmungen, müssen uns auf Aggression, Freundlichkeit, Aktivität und Ruhe einstellen. Auf diesen Wechsel gehen alle ayurvedischen Empfehlungen ein.

Ayurveda in der indischen Mythologie

Getreu der altindischen Schöpfungsmythologie ist der Urheber des Ayurveda kein Geringerer als der Gott Brahma, der Alloberste im indischen Pantheon. Er soll die umfassenden Schriften des Ayurveda auf Bitte der Rishi, der sieben Weisen, verfasst haben. Denn die erleuchteten Weisen konnten das Leiden der Menschen nicht mehr mitansehen. Als verantwortungsbewusster und kluger Herrscher über die Welten schrieb Brahma nun auf, wie man im Einklang mit den Gesetzen des Kosmos besser und gesünder leben könne. Dazu beschrieb er auch praktische Anwendungen, die zur Erhaltung des geistigen und körperlichen Wohlbefindens beitragen. Dhanvantari, der Schutzpatron der Ärzte, verbreitete dann – so die Legende weiter – die Lehre von der Bewahrung und der Wiederherstellung der Gesundheit unter den Sterblichen.

Die Samkhya-Philosophie

„Die Hymnen des Veda gründen im unzerstörbaren Feld, im reinen Bewusstsein, in dem sich alle Impulse der Naturgesetze, die das gesamte Universum regieren, befinden. Der dies kennt, bewegt sich in Ausgeglichenheit, in der Ganzheit des Lebens."

Aus dem Rigveda

Die ayurvedischen Schriften weisen stark religiöse Züge auf: Abgesehen davon, dass bereits der höchste Gott als Verfasser verantwortlich zeichnen soll, findet auch die altindische religiöse Samkhya-Philosophie Eingang in die Lehre. Deren

Schöpfungsgedanke zufolge liegt der Ursprung allen Lebens im Zusammenspiel von Purusha und Pakruti. Purusha verkörpert das Ewige. Es ist die formlose männliche, weil unmanifestierte Energie, die allem Seienden innewohnt. Pakruti ist die schöpferisch-aktive weibliche Energie, die Veränderungen und Wachstum bewirkt. Purusha und Pakruti bedingen einander – eine immerwährende Wechselbeziehung. Demgemäß kann nichts im Universum, ob organisch oder anorganisch, Mensch oder Tier, Pflanze oder Stein, für sich alleine bestehen. Jeder Organismus wird ständig von der Umwelt beeinflusst und erreicht nach Möglichkeit einen Zustand absoluter Ausgeglichenheit, denn der ist die Basis umfassender Gesundheit. Entsprechend konzentriert sich die ayurvedische Medizin auch nicht einzig auf die aktuelle Verfassung eines Menschen. Vielmehr bezieht sie stets alle Umstände, die zu einer Erkrankung geführt haben, in die Behandlung mit ein – vom psychischen Befinden über Lebensstil und Ernährung bis hin zum klimatischen Umfeld des Betreffenden.

Festgeschrieben in Tausenden von Versen

Die Blütezeit der ayurvedischen Lehre reichte vom 6. Jahrhundert v. Chr. bis etwa 1000 n. Chr. In dieser Epoche wurden deren wichtigste Schriften verfasst: Das sogenannte „große Trio", bestehend aus Caraka Samhita, Sushruta Samhita und Ashtanga Sangraha Samhita. Die Samhitas sind umfassende Kompendien an Wissen und bilden die älteste Grundlage ayurvedischer Konzepte und Therapieverfahren. Dabei zeichnen sich diese Schriften durchweg durch eine besondere Bodenständigkeit aus. Die darin festgehaltenen Empfehlungen und

Zeitloses Heilwissen

Die ayurvedische Heilkunde ist zeitlos und umfasst verschiedene medizinische Ansatzpunkte, die bereits in den Samhitas festgehalten wurden:

→ Erhaltung der Gesundheit
→ Diagnose und Pathogenese
→ Heilung von Krankheiten
→ Medikation
→ Begleitung bei Schwangerschaft und Geburt
→ Gesundheitsprognose
→ begleitende therapeutische Maßnahmen

Rezepturen haben alle einen praktischen Nutzen und verlieren sich nicht in bloßer Theorie. Schon zur Entstehungszeit der Samhitas baute Indien auf der Grundlage des Ayurveda ein gut organisiertes Gesundheitssystem auf, das weltweit einzigartig war. Dank ihrer methodischen, sehr klaren Vorgehensweise sind die alten ayurvedischen Schriften auch heute von großem Wert, und für jeden Ayurveda-Arzt ist ihr Studium nach wie vor unerlässlich.

Caraka Samhita

„Du sollst nach dem Glück aller Menschen streben. An jedem Tag, ob sitzend oder stehend, musst du mit ganzem Herzen den Kranken behandeln."

Aus der Caraka Samhita

Diese Samhita ist der älteste bis heute erhaltene medizinische Text. Obwohl das ursprüngliche Manuskript seit langer Zeit verschollen ist, sind praktisch alle Kapitel noch vollständig überliefert. Das verdanken wir der seit der Antike währenden Tradition, klassische Werke zu kopieren und mit Kommentaren zu versehen. Die Caraka Samhita ist das Werk von mindestens vier Verfassern. Dabei deutet der Name Caraka nicht auf einen bestimmten Autor hin, sondern er steht für die damals populären wandernden Mediziner. Insgesamt nennt die Caraka Samhita 341 pflanzliche, 177 tierische und 64 mineralische Medikamente. Daneben finden sich darin philosophische Einsichten und geografische sowie anthropologisch-medizinische Informationen.

Sushruta Samhita

Die zweite wichtige Schrift des Ayurveda, die Sushruta Samhita, besteht aus sechs Büchern mit 184 Kapiteln. Ihr Autor Sushruta befasste sich vorwiegend mit Chirurgie, und so ist sein Werk auch zum Lehrbuch dieses medizinischen Fachbereichs geworden. Insgesamt stellt Sushruta 1120 Krankheiten, 700 Heilpflanzen, 57 tierische und 64 mineralische Medikamente vor.

Ashtanga Sangraha Samhita

Die dritte Schrift im Bunde der Ayurveda-Klassiker und zugleich die jüngste ist die Ashtanga Sangraha Samhita, verfasst von einem Arzt namens Vagbhata aus dem heutigen Pakistan. Er wurde von seinem Vater und einem buddhistischen Mönch namens Avaloka in Ayurveda unterwiesen. Vermutlich war auch Vagbhata Buddhist. Das Datum der Entstehung dieser Samhita variiert je nach Quelle zwischen 200 v. Chr. und 800 n. Chr. In seinem Textwerk beschreibt Vagbhata acht eigenständige Bereiche: innere Medizin, Toxikologie, Chirurgie, Augenheilkunde, Kinderheilkunde, Hals-Nasen-Ohren-Heilkunde, Gynäkologie und Geburtshilfe. Die Ashtanga Sangraha Samhita war nicht nur in Indien populär, sondern fand ihren Weg auch nach Tibet, China und Japan.

Derselbe Autor hat auch die „Ashtanga Hridaya" geschrieben. Dieses Lehrbuch erfreut sich auf Grund seiner Klarheit und der in Versform gefassten Texte bis heute größerer Popularität als die umfangreichere Ashtanga Sangraha Samhita. Es besteht aus sechs Büchern, 150 Kapiteln und 9241 Versen, darunter erstmals ein eigenes Kapitel über die Kräuterheilkunde.

Zwischen Tradition und Moderne

Noch lange nach seiner eigentlichen Blütezeit, während der ein Großteil der heilenden Anwendungen entwickelt wurde, gehörte Ayurveda zum Standardrepertoire indischer Ärzte und beeinflusste die Staatsmedizin in wesentlichen Punkten. Allerdings wurde er nicht mehr weiterentwickelt: Der Einfachheit halber griff man auf die jahrtausendealten Rezepturen und Behandlungsweisen zurück, ohne sich um Verbesserungen zu bemühen.

Erst in den 70er-Jahren des 20. Jahrhunderts erlebte der Ayurveda in seinem Heimatland Indien eine Renaissance. Freilich bezog sich diese auf das medizinische Wissen, mit dem der Ayurveda in erster Linie verbunden wird. Denn das marode indische Gesundheitssystem sollte durch eine Verbreitung der traditionellen Volksmedizin und vor allem durch die weitere Erforschung der ayurvedischen Heilmittel wieder auf Vordermann gebracht werden. Für angehende Mediziner wurde daher die ayurvedische Heilkunde zum wesentlichen Bestandteil ihrer Ausbildung.

Ayurvedisches Wissen erobert den Westen

Nur wenige Jahre, nachdem sie in ihrem Ursprungsland ein Comeback erlebte, wurde der „Mutter der Medizin" auch im westlichen Kulturkreis mehr und mehr Aufmerksamkeit geschenkt: Im Zuge sogenannter „exotischer" Wissenschaften aus dem asiatischen Raum erreichte das „ursprüngliche Wissen um die natürlichen, gesunden Lebensvorgänge" auch Europa und die USA. Hier fand sie eine zunächst kleine, aber stetig wachsende Fangemeinde, die sich in ihrer

Lebensführung von dem ganzheitlichen Konzept inspirieren ließ. Der eigentliche Ayurveda-Boom setzte schließlich in den ausgehenden 1980er-Jahren ein. Ayurveda wurde nun zum Synonym für die ideale körperlich-geistig-seelische Kur, die sich erholungsbedürftige Erfolgsmenschen der westlichen Industrieländer leisteten. Top-Manager und gestresste Gutverdienende strömten zuhauf in flott darauf spezialisierte Kliniken und Gesundheitszentren, um sich ayurvedische Ölmassagen und -güsse angedeihen zu lassen. Um seine körperliche und geistige Leistungsfähigkeit zu erhalten, buchte man nun anstatt einer längeren Urlaubsreise einen kürzeren Aufenthalt in einem Ayurveda-Therapiezentrum.

Auch sonst ließ sich gut verkaufen, was das Etikett „ayurvedisch" trug. Das enorme Potenzial der traditionellen indischen Medizin drohte angesichts solcher kommerzieller Aspekte mitunter jedoch in Vergessenheit zu geraten.

Glücklicherweise besinnt man sich seit einigen Jahren darauf, dass Ayurveda weit mehr ist als ein schicker neuer Gesundheitstrend. Der eigentliche Wert, den die ayurvedische Lehre in sich birgt, rückt nun zusehends ins Zentrum des Interesses – sowohl der Laien als auch der Mediziner und Wissenschaftler. Denn dringend gesucht sind Alternativen zu einer Medizin, die sich viel zu oft auf die einseitige Diagnose körperlicher Symptome fixiert und sich in der Gabe starker Medikamente und apparativer Therapien erschöpft. Dass die ayurvedische Heilkunde hier wirksame Möglichkeiten – auch und vor allem in Ergänzung der modernen westlichen Medizin – eröffnet, wird mehr und mehr erkannt.

Im Fokus der Wissenschaft

Der Siegeszug, mit dem Ayurveda den Westen erobert hat, gründet zweifelsohne im wachsenden Interesse an Heilmethoden, welche die Gesundheit auf ganzheitliche Weise erhalten und wiederherstellen. Die traditionelle indische Medizin fand jedoch keineswegs nur Eingang in Kreise, die sich in ihrer Lebensführung an einem Konzept, das Seele, Geist und Körper gleichermaßen berücksichtigt, orientieren wollen. Auch seitens der modernen Wissenschaft wird dem Ayurveda großes Interesse entgegengebracht. Forscher an vielen Universitäten in und außerhalb Indiens bemühen sich seit Jahren darum, die ayurvedischen Therapiekonzepte zeitgemäß zu interpretieren. Um das traditionelle empirische Wissen allgemein zugänglich zu machen, versucht man, die ayurvedischen Heilmittel entsprechend modernen naturwissenschaftlichen Kriterien zu analysieren – in Begriffe zu übersetzen, die heutigen Ansprüchen genügen und dabei unter anderem sowohl molekularbiologische, immunologische wie phytochemische Aspekte abdecken. Die Ergebnisse dieser Untersuchungen belegen eindrucksvoll: Was bis heute nach jahrhundertealten überlieferten Rezepten und traditionellen Verfahren hergestellt wird, birgt in sich das Potenzial für eine moderne Ganzheitsmedizin. Für Therapien, die auch außerhalb Indiens Erfolg haben und die westliche Medizin sinnvoll ergänzen können.

Die Prinzipien des Ayurveda

„Die Gesetze des Ayurveda sind universell gültig und zeitlos. Sie beschreiben die Natur des Lebens selbst."
Aus der Caraka Samhita

Die Konzepte der traditionellen indischen Medizin bestechen durch ihre globale Sichtweise: In der ayurvedischen Vorstellung von der Natur und den Menschen ist alles ein Teil des großen Ganzen.

Nur wenige Lehren umfassen das Zusammenwirken von allem Leben in der Natur auf so einleuchtende und kompakte Weise. Dabei ist Ayurveda nicht dogmatisch wie manche Religion, hat keinen alleinigen Gültigkeitsanspruch und steht darüber hinaus allen Menschen offen. Im Ayurveda gibt es daher auch keine starren Gesetze und Regeln, sondern lediglich Empfehlungen.

Ein nicht unbeträchtlicher Teil der Attraktivität des Ayurveda resultiert auch daraus, dass alle Empfehlungen durchweg einfach anzuwenden und leicht verständlich sind. Von grundlegender Bedeutung für die gute Wirksamkeit wie für die hohe Beliebtheit der ayurvedischen Lehre ist ferner, dass sie stets an die verschiedenen Konstitutionstypen und deren Erfordernisse angepasst ist.

Fünf Elemente und drei Doshas

Die westliche Weltsicht und Vorstellung von der Natur geht, sehr vereinfacht formuliert, von zwei Ebenen aus – der Ebene der Materie und der Ebene der Energie. Im Gegensatz zur greifbaren und manifesten Materie erscheint uns Energie in der Regel abstrakt, dennoch ist auch sie „fassbar". So kann Energie von einem Ort zum anderen fließen, zu- oder abnehmen sowie beispielsweise als Elektrizität in Batterien gespeichert werden.

Nun zum Ayurveda: Auch sein Konzept basiert, auf das Wesentliche reduziert, auf zwei Ebenen. Die eine der beiden umfasst Prinzipien, die als die fünf Grundelemente bezeichnet werden. Der andere Eckpfeiler, auf dem das Wissen vom guten Leben ruht, ist die Lehre von den drei Doshas, also von Vata, Pitta und Kapha. Der Begriff Dosha steht für dushya, zu Deutsch „etwas, das gestört werden kann". Das weist bereits auf die Natur der Doshas hin: Ihr gesunder – ausgewogener – Zustand ist nicht stabil und kann mitunter aus dem Gleichgewicht geraten, weshalb unsere Gesundheit eben auch störanfällig ist. Dazu lesen Sie jedoch später noch mehr.

Universelle Bausteine

Gemäß der bereits vorgestellten Samkhya-Philosophie (S. 13) ist alles auf der Erde mit dem großen Ganzen des Universums verbunden und ein Teil dessen – eine untrennbare und intensive Wechselbeziehung, die in der gemeinsamen Abkunft der Schöpfung gründet. Ihr zufolge gilt in der ayurvedischen Lehre der Grundsatz, dass die gesamte belebte und unbelebte Natur aus den immer gleichen fünf Elementen besteht. Diese sind Äther, Luft, Feuer, Wasser und Erde.

Die Prinzipien der traditionellen chinesischen Medizin (TCM) fußen ebenfalls auf diesen fünf Elementen. Entsprechend erfolgen die Behandlungen dieser bewährten Medizintradition stets unter Berücksichtigung der fünf Elemente und ihrer Eigenschaften.

Auch das Abendland hat die fünf Elemente schon früh in seine Philosophie integriert. So entwickelte sich in der griechischen Antike die Lehre von den vier Elementen Luft, Feuer, Wasser und Erde. Aristoteles ergänzte diese schließlich noch um das Element Äther, das später als Quintessenz – von quinta essentia, „fünftes Seiendes" – bezeichnet wurde. Die Elementlehre verlor auch in den folgenden Jahrhunderten innerhalb der abendländischen Kultur nie ganz an Bedeutung. Unter anderem bezog sich Johann Wolfgang von Goethe in seinem Faust I auf den wichtigen Stellenwert der Elemente: „Wer sie nicht kennte, die Elemente, ihre Kraft und Eigenschaft, wäre kein Meister über die Geister."

Alles hängt mit allem zusammen

Nach der Auffassung der ayurvedischen Lehre, der zufolge „alles fließt", wirken sich sämtliche Veränderungen der Umgebung und alle Handlungen unmittelbar auf unser Befinden aus. Das gilt beispielsweise für die Tages- und Jahreszeiten, die Ernährung und das Wetter, Schlaf, Freude oder Kummer. Denn im Ayurveda wird unter „Elementen" nicht nur das Materielle, sondern die Gesamtwirkung unserer Umwelt, auch der nichtstofflichen, auf den Organismus verstanden: Alles, was von „außen" kommt, enthält die fünf Elemente und nimmt damit Einfluss auf uns. Auf Grund dieser direkten Einwirkung variiert auch die Zusammensetzung der Elemente, aus denen unser Körper besteht, ständig. Das verleiht jedem Individuum seinen eigenen unverwechselbaren Charakter, bestimmt die Besonderheiten seines Körpers und auch seine Schwächen und Stärken.

Die Elemente und ihre Entsprechungen

Wie eben angeklungen, werden den fünf Elementen im Ayurveda sowohl materielle als auch immaterielle, energetische Eigenschaften zugeordnet. Und auch diese finden sich im menschlichen Organismus.

Äther

Das Element Äther, oft auch Raum genannt, steht für fehlenden Widerstand. Im menschlichen Organismus wird Äther durch die Hohlräume des Magen-Darm-Trakts und des Brustraums, den Mund- und Rachenraum, die Atemwege sowie durch die Blutgefäße, also Arterien und Venen, repräsentiert. Weiterhin wird dieses Element in Beziehung zum Ohr sowie der Zunge und damit der Sprache gesetzt.

Luft

Luft steht für Ausdehnung und Bewegung. Dieses Element ist in allen Bewegungsabläufen im Körper manifestiert sowie in der Nerven-, Lungen- und Herzfunktion. Ihm zugeordnet sind ferner die Haut sowie der Anus.

Feuer

Dieses Element steht für Hitze. Im menschlichen Organismus ist es abgebildet in den komplexen Abläufen des Stoffwechsels, also unter anderem der Verdauung. Nicht umsonst spricht die ayurvedische Lehre auch vom „Verdauungsfeuer", Agni (S. 206). Feuer wird jedoch auch durch die Hirnfunktionen und damit durch alle intellektuellen und mentalen Fähigkeiten repräsentiert. Darüber hinaus sind dem Element unsere Augen sowie die Geschlechtsorgane zugeordnet.

Wasser

Auch hier ist die Zuordnung ganz offensichtlich. Das Element Wasser ist, ganz gemäß dessen Beschaffenheit, allem Flüssigen zugeordnet. Es manifestiert sich in Urin, Schleim, Speichel, Tränen, Gewebe- und Zellflüssigkeit. Zudem ist es lebenswichtig für die Aufrechterhaltung sämtlicher Organfunktionen. Darüber hinaus sind ihm die Zunge und der Gaumen sowie die Füße zugewiesen.

Erde

Erde steht für Festigkeit, Rauheit und Form. Sie manifestiert sich im Skelett und im Bewegungsapparat mit allen Muskeln, Bändern und Sehnen. Darüber hinaus ist dieses Element in der Haut und den Haaren ausgeprägt. Dem Element zugeordnet sind ferner die Nase sowie die Hände.

In einer weiteren Form finden wir die fünf Elemente auch in unserer Nahrung wieder. Das heißt, ein wärmendes Feuer kann genauso Einfluss auf einen Menschen haben, wie eine warmherzige Umarmung, ein Gericht mit „feurigen" Gewürzen oder die Begegnung mit einem Menschen, der einem feindlich gesonnen ist und der sich aggressiv und zornig gibt. All diese Ausprägungen stehen beispielsweise für das Element Feuer. Da alle Elemente auch in immaterieller „übertragener" Form existent sind, können sie sich über bestimmte Gesten oder in der speziellen Wesensart eines Menschen ausdrücken.

Die Elemente und die Sinnenwelt

Die fünf Elemente sind auch eng mit allen sinnlichen Empfindungen verbunden – mit jenen Eindrücken, über die wir spontan und ganz unmittelbar die Welt erfassen und uns darin zurechtfinden. Der Geist als analytisches und zusammenfassendes Werkzeug benötigt diese sinnlichen Erfahrungen als sein Rohmaterial.

Jedem der fünf universellen Bausteine ist auch einer unserer Sinne, ein Sinnesorgan, eine bestimmte ausführende Tätigkeit und ein körperliches ausführendes Werkzeug oder Organ zugeordnet. Selbst wenn das einem bestimmten

Die Sinne schärfen

Die Empfehlungen des Ayurveda halten auch dazu an, ganz intensiv auf die innere Stimme zu hören. Die unmittelbarsten Botschafter sind hierbei die Sinnesempfindungen. Sie leiten einen oft genauso gut wie der viel beschworene Instinkt der Tiere – jenes wichtige Instrument, das der Mensch im Lauf der Evolution leider größtenteils verloren hat. Wer jedoch wieder lernt, sich auf seine Sinneseindrücke wie etwa Gerüche oder Geschmack zu verlassen, und das kann prinzipiell jeder, lebt eindeutig gesünder und ist zufriedener. So lassen sich durch das Wahrnehmen der inneren Stimme beispielsweise Speisen vermeiden, die dem Körper nicht guttun. Schließlich weiß er sehr genau, welche Nährstoffe er im Moment benötigt, und Ihre Nase bringt ihn dabei auf den richtigen Weg. Kurz gesagt: Wenn ein bestimmtes Gericht angenehm riecht, tut es Ihrem Körper und Ihrer Seele gut.

Sinn zugehörige Tätigkeitsorgan oder -werkzeug zunächst befremdlich erscheinen mag: Dahinter liegt wohlüberlegt ein tieferer Sinn, der vor allem bei der Diagnose von körperlichen Beschwerden ein wichtige Rolle spielt.

Äther und die Sinne

Hören und Horchen gehören zum Element Äther, da in ihm der Schall übertragen wird. Sein Sinnesorgan ist unser Ohr, die ausführenden Strukturen sind Mund und Stimmbänder – grundlegend für unsere Kommunikation mit anderen Menschen um uns.

Luft und die Sinne

Dem Element Luft wird die Haut zugesprochen und somit auch der dazugehörige Tastsinn. Unsere Hände wirken als ausführendes Werkzeug dieses Sinnes, indem sie festhalten, annehmen und weitergeben.

Feuer und die Sinne

Zum Feuer, das bekanntermaßen mit Licht, Wärme und Farbigkeit assoziiert wird, gehört der Sehsinn. Dadurch, dass wir mit unseren Augen sehen können, können wir unseren Bewegungen ganz bewusst eine Richtung geben. Aus diesem Grund wird das Feuer auch mit den Tätigkeiten des Gehens und Laufens und damit mit den Füßen als ausführenden Werkzeugen zusammengebracht.

Wasser und die Sinne

Wasser wiederum geht Hand in Hand mit dem Geschmackssinn und damit mit der Zunge. Als ausführende Organe sind diesem Element unsere Fortpflanzungsorgane und unsere Sexualität zugeordnet.

Erde und die Sinne

Der Geruchssinn und damit auch unsere Nase werden dem Element Erde zugeordnet, ebenso wie die Ausscheidungsfunktionen des Körpers über den Darm beziehungsweise den Darmausgang.

Die drei Doshas – dynamische Bioenergien

Bildet man aus den fünf Elementen Paare, erhält man die drei Doshas Vata, Pitta und Kapha. Die Verbindung von Äther und Luft wird zu Vata, Feuer allein zu Pitta und die Mischung aus Erde und Wasser zu Kapha. Diese drei Doshas – die Tridosha – sind die zweite tragende Säule, auf der das Fundament des Ayurveda ruht. Dosha bedeutet übersetzt „Stütze", was bereits die Funktion verdeutlicht: Sie (unter)stützen den Organismus, indem sie alle körperlichen und seelischen Vorgänge in uns steuern. Insofern sind die drei Doshas auch als Bioenergien zu sehen.

Diese befinden sich in einem dynamischen Gleichgewicht: Sie sind wechselseitig voneinander abhängig, um gemeinsam wirksam werden zu können. Man kann die Doshas vor diesem Hintergrund auch mit Musikinstrumenten vergleichen, die zusammen ein Klangbild ergeben. Um jedoch nicht falsch zu klingen, müssen sie aufeinander abgestimmt sein.

Oder, noch anschaulicher, ein Vergleich mit der Feinabstimmung der Farben bei einem Fernseher. Dominiert eine Farbe zu sehr, beispielsweise Blau, wird das Bild blaustichig. Übertragen auf die Doshas bedeutet das: Steht beispielsweise Vata zu sehr im Vordergrund, erhält die gesamte Persönlichkeit diese Tönung.

Funktionen und Sitz der Doshas

Die Doshas stehen für Regelkreise oder Grundprinzipien, welche unsere verschiedenen Erscheinungstypen sowohl im gesunden als auch im kranken Zustand prägen und alle unsere körperlichen, geistigen und seelischen Vorgänge steuern. Sie selbst bleiben dabei unsichtbar, doch zeigen sie sich in sichtbaren körperlichen, geistigen und seelischen Merkmalen.

Die Doshas stellen zum einen grundlegende Regulationssysteme dar, welche die Funktionsweise des Organismus bestimmen: Jedes Dosha ist in allen Zellen, Geweben und Organen des Körpers wirksam und hat darüber hinaus eine geistige sowie seelische Funktion. Dies ist der Grund, warum der ayurvedische Arzt nie die Ganzheit des Körpers aus den Augen verlieren kann, selbst wenn er sich nur mit bestimmten Symptomen befasst. Zum anderen erklären die drei Doshas die Wechselbeziehung des Menschen mit seiner Ernährung und der gesamten Umwelt und machen so das komplexe System des menschlichen Organismus überschaubar. Sie zeigen, wie die menschliche Natur in die Gesetze des Universums eingebettet ist.

Obwohl die drei Doshas in jeder Zelle des Körpers zugegen sind, hat jedes seinen Hauptsitz, in dem seine Funktionen klar repräsentiert sind. Das Zentrum von Vata liegt im Dickdarm, in dem Schlackenstoffe und Nahrungsüberreste eingetrocknet und ausgeschieden werden, sowie im kleinen Becken. Pitta sitzt im unteren Drittel des Magens, im Zwölffingerdarm und im Dünndarm, also dort, wo die hauptsächliche Verdauungsarbeit stattfindet. Kapha ist in den oberen zwei Dritteln des Magens und im Brustraum lokalisiert. Im Magen hat dieses Dosha die Aufgabe, Nahrung aufzuweichen und in ihre Bestandteile zu zerlegen.

Unterschiedliche Konstitutionen

Nach der Auffassung der ayurvedischen Lehre sind die Tri-dosha bei jedem von uns seit dem Moment unserer Entste-hung im Mutterleib in einem bestimmten und einzigartigen Verhältnis zueinander angelegt. So besitzt jeder von Geburt an seine eigene, unverwechselbare Natur mit unterschied-lichen Bedürfnissen und Vorlieben, beispielsweise für bestimmte Nahrungsmittel oder klimatische Bedingungen. Ebenso regeneriert sich jeder Körper auf verschiedene Art und Weise, ist unterschiedlich aktiv beim Aufbau von Kör-pergewebe und arbeitet auf verschiedene Art und Weise bei der Entgiftung und Entschlackung über das Verdauungssys-tem. Auch emotional ist jeder Mensch anders „gestrickt", verhält sich seiner Umwelt gegenüber eher extrovertiert oder ist schüchtern, hat diese oder jene gefühlsmäßige Aus-stattung beziehungsweise angenehme oder sozial unver-trägliche Charaktereigenschaft.

Jeder von uns besitzt also eine individuelle Konstitution, die vom Mischungsverhältnis der Doshas bestimmt wird.

Die kleinsten Regelkreise im Kosmos

Anhand der Doshas, die alle körperlich-geistig-seelischen Vorgänge und Zustände regulieren, wird wieder der Zusam-menhang von den Kräften deutlich, die im Kosmos wirksam sind. Genauso, wie uns die Doshas mit ihren nach innen wir-kenden Kräften prägen, so beeinflussen sie sich gegenseitig, stehen zudem in Wechselwirkung mit der Natur und mit der Ernährung sowie den verschiedenen Reizen, die aus der Umwelt auf uns einströmen.

Entsprechend gibt es unterschiedliche Konstitutionstypen, mithilfe derer sich unter anderem Aussagen über die physischen und psychischen Veranlagungen eines Menschen machen lassen, was für Diagnose und Therapie gleichermaßen hilfreich ist.

Die Subdoshas

Neben ihren Hauptsitzen haben die drei Doshas noch weitere funktionelle Schwerpunkte im Körper. So ist beispielsweise Vata neben dem Dickdarm auch in der Harnblase, in den Nieren, im Anus, in den Hüften, Beinen und Füßen sowie in den Knochen lokalisiert. Pitta sitzt neben dem Dünndarm und Magen auch in der Leber, im Blut und in der Lymphflüssigkeit, im Herzen sowie in den Augen, im Schweiß und in der Haut. Kapha schließlich ist neben dem Brustraum und dem Magen auch im Kopf, Nacken und in den Gelenken vertreten.

Auf diese Weise lassen sich jedem der drei Doshas fünf untergeordnete Funktionskreise, die Subdoshas, zuordnen, die miteinander in Beziehung stehen. Das Beispiel von Apana-Vata, eines Subdoshas von Vata, soll das Prinzip der untergeordneten Teilfunktionen der drei Doshas verdeutlichen: Apa-an bedeutet wörtlich übersetzt „Bewegung nach unten". Gemeint sind damit alle körperlichen Funktionen, die nach unten gerichtet sind. Sie können unter dem Begriff Elimination, zu der die Ausscheidung von Stuhl, Urin, Menstruationsblut, Samenflüssigkeit und der Geburtsvorgang gehören, zusammengefasst werden. Apana-Vata ist im unteren Bauchraum, im Dickdarm, in der Blase und den weiblichen und männlichen Geschlechtsorganen lokalisiert.

Aus geistiger Sicht steht Apana für die Fähigkeit, loslassen zu können. Ist Apana-Vata gestört, blockiert oder in seiner Aktivität vermindert, kann sich das im Festhalten an negativen Gedanken und Gefühlen äußern. Auf körperlicher Ebene zeigen sich Beeinträchtigungen von Apana-Vata in Störungen der ihm zugeordneten Funktionen. Ein typisches Krankheitsbild für ein gestörtes Apana-Vata sind Menstruationsprobleme, etwa eine ausbleibende oder schmerzhafte Periode. Die Schmerzausstrahlung während der Menstruation entspricht auch der Lokalisation dieses Subdoshas, das im Rücken und Unterleib sowie in den Hüften und Oberschenkeln angesiedelt ist.

Generell können alle Schmerzzustände im unteren Bauchraum, im Rücken, in den Lenden, den Hüften und den unteren Extremitäten Folge akuter oder chronischer Funktionsstörungen von Apana-Vata sein. Wie einige andere Subdoshas nimmt auch Apana-Vata eine Schlüsselfunktion in der Entstehung körperlicher oder geistiger Störungen ein. Es ist gewissermaßen die Wurzel von Vata und häufig grundlegende Ursache einer Vielzahl komplexer geistiger wie körperlicher Symptome, die sich fernab des Sitzes von Apana-Vata manifestieren und so scheinbar nicht mit ihm in Zusammenhang stehen. Die erfolgreiche Behandlung der Schlüsselstörungen führt deshalb zu einer tief greifenden Heilung und ganzheitlichen Normalisierung des Gleichgewichts der drei Doshas.

Basis der Gesundheit: Gleichgewicht der Doshas

Als grundlegende Voraussetzung für die Erhaltung und Wiederherstellung unserer Gesundheit wird im Ayurveda das Gleichgewicht der drei Doshas erachtet. Gleichgewicht bedeutet dabei jedoch nicht, dass alle Doshas zu gleichen Teilen in unserem Körper vertreten sein müssen. Vielmehr geht es hier um die individuelle Balance eines Dosha. Bewegen sich ein oder mehrere Doshas aus ihrem Gleichgewichtszustand, greift das in die physischen wie psychischen Regelkreise ein – und ebnet den Weg für gesundheitliche Störungen und Krankheiten.

Gerät etwa Vata aus dem Gleichgewicht, können Gewichtsverlust, Schwäche, Verstopfung, Lähmungen, Arthrose, Bluthochdruck, raue Haut, Angst, Ruhe- und Schlaflosigkeit die Folgen sein. Im ausgeglichenen Zustand bringt Vata hingegen Vitalität und Abwehrkraft, gesunden Schlaf, gute Funktion von Darm und Harnorganen, richtige Bildung der Körpergewebe sowie Heiterkeit und einen klaren und wachen Geist. Störungen von Pitta können in Verdauungs- und Leberfunktionsstörungen, Entzündungen, Hautkrankheiten, ungenügendem Schlaf, großer Körperhitze und damit starkem Schwitzen, übersäuertem Magen und Reizbarkeit resultieren. Ist Pitta im Gleichgewicht, zeigt sich das an guter Verdauung, klarer und reiner Haut, einem geschmeidigen Körper, ausgewogener Körperwärme sowie einem ausgeglichenen Seelenleben. Kapha-Störungen führen zu einem vermehrten Aufbau von Körpergewebe und damit zu Übergewicht, schwachen Gelenken, großem Schlafbedürfnis und Trägheit sowie zu Blässe, Kälte, Benommenheit und Depressionen. Im ausgeglichenen Zustand bringt Kapha Kraft, Würde, gesunde Gelenke, geistige Stabilität, Nachsicht und menschliche Liebe, Mut, Vitalität und einen kraftvollen, wohlproportionierten Körper.

Sämtliche therapeutische Maßnahmen des Ayurveda zielen darauf ab, die Balance der drei Doshas zu erhalten beziehungsweise wiederherzustellen. Den damit erreichten

Zustand der Harmonie zwischen den Doshas nennt man im
Ayurveda „sattwa". Dieses Sanskrit-Wort steht auch für Liebe,
Ausgeglichenheit und Klarheit der Gedanken. Um Sattwa zu
erreichen, bedient sich der Ayurveda verschiedener Methoden. Welche das sind, ist im Kapitel „Ayurvedischer Behandlungskanon" (ab S. 69) aufgeführt.

Die sieben „Gewebe": die Dhatu

Der Ayurveda unterscheidet weiterhin sieben verschiedene
Arten von Gewebe, die Dhatu. Dies bedeutet übersetzt „auf-
bauendes Element" und beschreibt deren Funktion: Die
Dhatu sind für die gesamte Struktur unseres Körpers verantwortlich. Sie ermöglichen die Funktion unserer verschiedenen Organe und Organsysteme und spielen eine wichtige Rolle bei der Entwicklung und Ernährung des Körpers.
Dhatu sind darüber hinaus Bestandteil unseres Immunsystems, denn wenn ein Dhatu nicht mehr richtig arbeitet,
zieht es auch die nach ihm folgenden in Mitleidenschaft –
denn jedes Dhatu wird vom vorangegangenen ernährt. Das
Abwehrsystem wird somit beeinträchtigt, und die Anfälligkeit für Krankheiten steigt an.

Alle sieben Gewebearten sind also direkt miteinander verbunden und voneinander abhängig, weil sie sich in einem fort-
während Umwandlungs-, Auf- und Abbauprozess befinden.
Dieser dient der Aufrechterhaltung sämtlicher Funktionsab-
läufe und Reaktionen unseres Körpers. Befinden sich Vata,
Pitta und Kapha im Ungleichgewicht, sind davon auch alle
Dhatu betroffen. Störungen der drei Bioenergien und damit
verbunden Fehlfunktionen der Gewebe ermöglichen die Entstehung von Krankheiten. Der Ayurveda beschreibt deshalb

Srota – das „Kanalsystem" des Körpers

Mit Srota bezeichnet man im Ayurveda die Kanälchen unseres Körpers, in denen Stoffe transportiert werden. Dabei wird unterschieden in Srota, die den Körper versorgen, und solche, die den Körper entsorgen. Zu Ersteren gehören die Bronchien und das Magen-Darm-System, zu Letzteren die ableitenden Harnwege und der Dickdarm. Blutgefäß- und Lymphsystem zählen ebenso zu den Srota wie die Kapillaren, die Poren in der Zellwand und die Transportwege innerhalb der Zelle. Ayurveda beschreibt für jedes Gewebe ein eigenes System von Srota.

für jedes der sieben Dhatu auch spezifische Krankheiten und deren Behandlung.

Rasa – Plasma, Zellflüssigkeit: Plasma enthält die Nährstoffe, die mit der Nahrung aufgenommen werden, und gibt sie über den Blutkreislauf an alle anderen Gewebe und damit an alle Organe unseres Körpers weiter.

Rakta – Blut(system): Blut versorgt Gewebe und Organe mit lebenswichtigem Sauerstoff sowie Nährstoffen und erhält so die Funktionen aller nachfolgenden Gewebe – Muskeln, Fett, Knochen, Nervensystem und Keimzellen.

Mamsa – Muskelgewebe: Muskeln werden vom Blut mit Sauerstoff und Nährstoffen versorgt und können so ihre Aufgaben erfüllen. Sie schützen die empfindlichen Organe, ermöglichen Bewegung und geben unserem Körper seine physische Kraft.

Meda – Fettgewebe: Fett speichert Nährstoffe und schützt die Organe, Muskeln und Knochen wie ein Polster.

Astha – Knochengewebe: Das knöcherne Skelett stützt unseren Körper und hält ihn aufrecht.

Majja – Knochenmark und Nervensystem: Das Knochenmark ernährt die Knochen. Die Nerven leiten motorische und sensorische Impulse – Befehle zu Bewegung und Sinneswahrnehmungen – an ihre Erfüllungsorgane wie Muskeln oder Gehirn weiter.

Sukra – Samen und Eizellen: Die Keimzellen dienen unserer Fortpflanzung und geben das Erbmaterial, also alle Informationen über Organe, Gewebe und Funktionen unseres Körpers, an unsere Nachkommen weiter.

Die Konstitutionstypen

Die in jedem Menschen vorhandenen drei Doshas sind von Geburt an in einem für jeden von uns charakteristischen Verhältnis angelegt. Dabei können ein, zwei oder alle drei Doshas vorherrschen. Die dominierenden Doshas prägen mit ihren Eigenschaften unsere körperlichen, geistigen und seelischen Merkmale. Entsprechend geht man im Ayurveda von verschiedenen Konstitutionstypen aus. Die Konstitution beschreibt unsere Stärken, aber auch unsere Schwachstellen. Sie erlaubt Aussagen über die Krankheitsanfälligkeit und erklärt die unterschiedlichen Reaktionen auf Ernährung, Sinneseindrücke, Klima oder Lebensumstände. Bei der Behandlung und Vorbeugung von Krankheiten spielt deshalb unser Konstitutionstyp immer eine entscheidende Rolle. Nachfolgend sind die drei Doshas und ihre charakteristischen Eigenschaften vorgestellt. Allerdings ist zu beachten, dass alle Menschen Mischtypen sind. Niemand ist also rein Vata, Pitta oder Kapha. Bei jedem sind alle drei Doshas vorhanden, nur eben in unterschiedlicher Gewichtung.

Vata-Dosha – Lenker der Doshas

Vata ist das aus den beiden Elementen Luft und Äther entstandene Dosha. Damit repräsentiert es das Prinzip der Bewegung: Ihm obliegt die Regelung sämtlicher Bewegungsabläufe in unseren Körperzellen und Eingeweiden. Auch die Muskeltätigkeit, die Funktionen der inneren Organe und Sinnesorgane sowie die Aktivität des Gehirns und des Nervensystems unterliegen der Kontrolle von Vata. Dieses Dosha steuert ferner das Wachstum und bewirkt Wachheit, Klarheit sowie

Kreativität. Es kann entsprechend auch als „Schrittmacher der biologischen Aktivität" gelten, der Kommunikation und Stofftransport im Körper reguliert.

Vata aktiviert und kontrolliert die beiden unbeweglichen Doshas Pitta und Kapha. Befindet sich Vata im Gleichgewicht, so sind es die anderen beiden in den meisten Fällen auch. Vata-Dosha sind folgende Attribute zugeordnet: beweglich, schnell, leicht, kalt, subtil, rau und trocken.

Körperliche Lokalisation

Vata-Dosha ist im unteren Körperdrittel, mithin im Beckenraum mit den Hüften, den Geschlechtsorganen sowie im Dickdarm angesiedelt. Auch in unserem Gesicht ist die Vata-Region im unteren, beweglichen Drittel mit Mund und Ohren zu finden. Ist Vata-Dosha übermäßig aktiviert und dominiert es die anderen Doshas, staut es sich in den genannten Regionen und kann hier entsprechende Störungen bewirken.

Charakteristische körperliche Ausprägung

→ leichter Knochenbau
→ schlanke, mitunter zu schlanke Figur
→ verhältnismäßig schwach entwickelte Muskulatur
→ hervortretende Knochen, Gelenke und Venen
→ eher dunkler Teint mit Neigung zu Muttermalen und Sommersprossen
→ Neigung zu trockener Haut
→ langsamer Haarwuchs
→ brüchige Nagelsubstanz
→ Veranlagung zu körperlichen Unregelmäßigkeiten, wie beispielsweise Überbiss oder Beckenschiefstand
→ ausgeprägte Geräusch- und Berührungsempfindlichkeit

→ unterschiedlich stark ausgeprägter Appetit
→ unregelmäßige Verdauung
→ Neigung zu Verstopfung
→ Abneigung gegen kaltes und windiges Wetter
→ leichter und unterbrochener Schlaf

Charakteristische geistige Ausprägung

→ schnelle Auffassungsgabe
→ gutes Kurzzeitgedächtnis
→ große Fantasiebegabung
→ begeisterungsfähig
→ offen und gesprächig
→ mitunter vergesslich
→ ab und an unkonzentriert

Charakteristische seelische Ausprägung

→ oft wenig ausgeprägter Wille und mangelndes Selbstvertrauen
→ Neigung zu Sorgen und Kummer
→ wechselhaftes, unstetes Wesen
→ wechselhafte emotionale Verfassung
→ Stimmungsschwankungen
→ Neigung zu einer unregelmäßigen Lebensführung

Vata-Effekte und Vata-Störungen

Im ausgeglichenen Zustand fördert Vata Vitalität und Abwehrkraft, gesunden Schlaf, sorgt für eine gute Funktion von Darm und Harnorganen und den Aufbau der Körpergewebe. Auf psychischer Ebene bewirkt dieses Dosha Heiterkeit und einen klaren und wachen Geist.

Ist Vata aus dem Gesamtgleichgewicht der Doshas geraten, kommt es zu rascheren Verfallsprozessen, und der Körper magert ab, da sämtliche organischen Abbauvorgänge beschleunigt werden. Entsprechend ist das Frühstadium einer Krankheit häufig von Vata-Dosha dominiert. Weitere charakteristische Vata-Störungen sind unter anderem Schlafprobleme, Erschöpfung, chronische Müdigkeit, Nervosität und hektische Anspannung sowie Ängste und Verkrampfungen. Typisch für ein gestörtes oder zu dominantes Vata sind darüber hinaus Verstopfung, Blähungen, nervöse Magenbeschwerden und Menstruationsbeschwerden.

Pitta-Dosha – Schrittmacher des Stoffwechsels

Pitta wird aus den beiden Elementen Feuer und Wasser gebildet. Es repräsentiert den Temperatur- und Wärmehaushalt in unserem Körper, reguliert unsere Verdauung und wirkt maßgeblich auf die Aktivität des Stoffwechsels ein. So ist Pitta auch die steuernde Instanz des Verdauungsfeuers Agni (S. 206), welches in der ayurvedischen Heilkunde eine wichtige Rolle spielt. Weiterhin werden die Intelligenz und die Auffassungsgabe sowie der emotionale Ausdruck eines Menschen von Pitta gesteuert. Die Attribute von Pitta-Dosha sind: heiß, scharf, leicht, sauer, durchdringend und feucht-ölig.

Körperliche Lokalisation

Pitta ist im mittleren Körperdrittel angesiedelt, in den Verdauungsorganen, den Nieren und der Leber. Darüber hinaus ist dieses Dosha in der Haut, dem Bindegewebe, im Blut sowie in den Blutgefäßen lokalisiert. In unserem Gesicht ist ebenso das mittlere Drittel mit Nase und Wangen diesem Dosha zugeordnet.

Charakteristische körperliche Ausprägung

→ schlanker und wohlproportionierter Körper
→ üblicherweise nur leichte Gewichtsschwankungen
→ mittelstark ausgeprägte Muskulatur und Knochenbau
→ hellerer Teint mit Neigung zu Sommersprossen und Muttermalen
→ gut durchfeuchtete und weiche Haut
→ sonnenempfindliche Haut
→ feines Haar
→ Neigung zu Haarausfall und frühzeitigem Ergrauen der Haare
→ weiche Nagelsubstanz
→ stark ausgeprägter Hunger
→ viel Durst
→ kann Mahlzeiten schlecht ausfallen lassen
→ bevorzugt kalte Speisen und kühle Getränke
→ Neigung zu verstärktem Schwitzen
→ gute Stoffwechselfunktionen
→ gute Verdauung
→ guter und erholsamer Schlaf
→ sehr empfindlich gegenüber Nahrungsgiften und Drogen
→ Abneigung gegen Hitze

Charakteristische geistige Ausprägung

→ gute Auffassungsgabe
→ systematische und gut organisierte Arbeitsweise
→ scharfsinnig und analytisch
→ rhetorisch sehr begabt
→ kann Erlerntes systematisch wiedergeben
→ ehrgeizig
→ typische „Anführernatur"
→ sehr konzentrationsfähig

Charakteristische seelische Ausprägung

→ auffällige Intensität des Wesens
→ unternehmungslustig und mitunter sogar kühn
→ anspruchsvoll, genuss- und luxusorientiert
→ hitziges Gemüt
→ leicht erregbar
→ ungeduldig und mitunter verletzend
→ rasch eifersüchtig
→ ab und an angeberisch
→ empfindsam gegenüber einer „unguten" Atmosphäre

Pitta-Effekte und Pitta-Störungen

Ist Pitta im Gleichgewicht, folgen daraus eine gute Verdauung, klare und reine Haut, ausgewogene Körperwärme, Zufriedenheit und eine ausgeglichene Gemütsverfassung.

Ist Pitta-Dosha gestört oder im Übermaß aktiv, treten Entzündungen, fieberhafte Infekte, Sodbrennen, Magenbeschwerden sowie Hautkrankheiten und Sehstörungen auf. Im emotionalen Bereich können sich Pitta-Störungen als Ungeduld, Zorn sowie Eifersucht und sogar Hass bemerkbar machen.

Kapha-Dosha – Fundament der Vitalität und Widerstandsfähigkeit

Dieses Dosha entstand aus dem Zusammenschluss der beiden Elemente Wasser und Erde. Es liefert das Baumaterial für unsere Körperstrukturen, hält sie zusammen und stabilisiert sie. Damit verleiht Kapha uns Stabilität sowie Energie und fördert unsere körpereigenen Abwehrkräfte. Darüber hinaus ist dieses Dosha für die Regulation des Flüssigkeitshaushalts verantwortlich und stärkt Gelenke sowie Bindegewebe. Das Immunsystem und die Herz-Lungen-Funktionen werden ebenso durch Kapha beeinflusst. Auf sein Konto gehen zudem Wiederaufbau und Regeneration der Körpergewebe sowie Wachstum. Angesichts dieser Funktionen steht ein ausgeglichenes Kapha-Dosha im Ayurveda für gute Gesundheit und ein ausgeglichenes Gemüt schlechthin.

Kapha-Dosha sind die Attribute schwer, kalt, süß, ölig, wässrig glatt, stabil, langsam, fest und träge zugeordnet.

Körperliche Lokalisation

Die Kapha-Region liegt im oberen Körperdrittel. Da dieses Dosha auch mit den Körperflüssigkeiten assoziiert wird, lokalisiert man es in allen Schleimabsonderungen und Körpersekreten sowie im Brustraum, im Hals-Nasen-Rachen-Raum und im Zellplasma. Auch im Gesicht ist Kapha im oberen Drittel lokalisiert und umfasst entsprechend Stirn und Augen.

Charakteristische körperliche Ausprägung

→ starker, kraftvoller Knochenbau
→ Neigung zu Übergewicht und Rundlichkeit
→ gut entwickelte Muskulatur
→ große Kraft und Ausdauer
→ kaum sichtbare Venen
→ anmutige Beweglichkeit
→ ausgeglichener Energiehaushalt
→ heller Teint
→ weiche und feste Haut
→ Neigung zu fetter Haut
→ kräftiges, vielfach welliges Haar
→ starke Nagelsubstanz

→ kräftige, stabile Zähne
→ regelmäßiger Appetit
→ geringes Hungergefühl
→ eher träge Verdauung
→ wenig Schweißabsonderung
→ tiefer und langer Schlaf

Charakteristische geistige Ausprägung

→ langsame Auffassungsgabe
→ gutes Langzeitgedächtnis
→ methodische und bedachte Arbeitsweise

Charakteristische seelische Ausprägung

→ entspanntes und ausgleichendes Wesen
→ ruhige und beständige Persönlichkeit
→ schwer aus der Ruhe zu bringen
→ an Körperempfindungen orientiert
→ tolerant und nachsichtig
→ vergebend und liebevoll
→ mitunter wenig ausgeprägter Wille
→ besitzorientiert, neigt zum Horten
→ Neigung zu Stimmungsschwankungen

Kapha-Effekte und Kapha-Störungen

Im ausgeglichenen Zustand bringt Kapha-Dosha viel Energie und Vitalität, erhöht die geistige Stabilität und schenkt Mut, Liebesfähigkeit sowie Nachsicht.

Störungen und Dominanz von Kapha-Dosha können einen vermehrten Aufbau von Körpergewebe bewirken und damit zu Übergewicht und Trägheit führen. Weiterhin charakteristisch sind schwache Gelenke, ein überhöhtes Schlafbedürfnis und depressive Verstimmungen.

Doshas regulieren

Die ayurvedische Lehre hält individuell abgestimmte Empfehlungen zur Regulierung der Doshas bereit – allen voran auf Basis der Ernährung, gezielter körperlicher Maßnahmen und des Lebensstils.

→ Kapha-regulierend wirken die persönliche Weiterentwicklung in geistigen Bereichen sowie körperliche Aktivität, eine abwechslungsreiche Arbeit und leichte, warme, maßvolle Mahlzeiten.

→ Pitta-regulierend ist ein ausgeglichener Lebensrhythmus, bei dem vor allem beim Essen und bei anderen Genussmitteln Maß gehalten werden sollte.

→ Vata-regulierend sind entspanntes Liegen und Meditieren, ausreichender Schlaf und ein regelmäßiger Tagesablauf.

Ayurvedische Uhr: die Rhythmen der Doshas

> *„Die Ursachen von Krankheiten des Körpers wie auch des Geistes sind dreifach: falscher, fehlender und übermäßiger Gebrauch von Zeit, Verstand, Sinnen und Objekten."*
>
> Aus der Caraka Samhita

Die ayurvedische Lehre befasst sich sehr genau mit den Biorhythmen, die jeder von uns tagtäglich sowie im Laufe seines Lebens durchläuft. Ziel ist es, zu verhindern, dass man aus dem natürlichen Lebenstakt gerät. Denn nach ayurvedischer Auffassung wird dadurch die Entstehung von Krankheiten begünstigt: Wer sein inneres Gleichgewicht verliert, wird anfälliger für geistig-seelische und körperliche Störungen. Unser Anliegen sollte es daher stets sein, sich den biologischen Zyklen anzupassen und im Einklang mit ihnen zu leben.

Alle Biorhythmen können von den drei Doshas abgeleitet werden. Eine große praktische Bedeutung haben dabei die Perioden der Tages- und Jahreszeiten und die unterschiedlichen Lebensphasen eines Menschen. Entsprechend unterscheidet man im Ayurveda verschiedene, von Vata, Pitta und Kapha dominierte Phasen und gibt dafür konkrete Empfehlungen. Diese betreffen die Ernährung, berufliche und private Aktivitäten sowie das allgemeine Verhalten. Dabei handelt es sich jedoch nicht um starre Richtlinien, die streng befolgt werden müssen. Vielmehr sind diese Empfehlungen als Anregung und Richtschnur für einen gesundheitsfördernden Lebensstil nach den Prinzipien des Ayurveda zu verstehen.

Die Doshas von morgens bis abends

An jedem Tag gibt es zwei Zyklen, in denen die drei Doshas aufeinanderfolgen. Während dieser Zeiträume beeinflussen sie maßgeblich die Funktionen unseres Organismus.

Diese Phasen erstrecken sich von Sonnenaufgang bis Sonnenuntergang und von Sonnenuntergang bis Sonnenaufgang:

Biorhythmen

An jedem Tag durchlebt unser Organismus viele verschiedene Phasen: rhythmische Veränderungen, die sich auf Körper, Geist und Seele unterschiedlich stark auswirken. So gibt es beispielsweise diverse Perioden der vermehrten Hormonausschüttung, Zeiten, in denen wir geistig und körperlich leistungsfähiger sind, sowie Phasen, in denen unser Körper besonders viel Ruhe benötigt.

In den letzten Jahren wurden viele Biorhythmen untersucht, die so lebenswichtige Körperfunktionen wie Herzschlag oder Atemfrequenz betreffen. Seither ist bekannt, dass einige der körpereigenen Rhythmen bereits in der Erbsubstanz, also genetisch festgelegt sind. Andere hingegen werden durch äußere Zeitgeber aktiviert. Solche natürlichen Zeitgeber sind der Lauf der Sonne, die Phasen des Mondes und die Jahreszeiten. Viele der biologischen Rhythmen und der mit ihnen einhergehenden körperlichen Veränderungen sind darüber hinaus von klimatischen Bedingungen und den verschiedenen Lichtverhältnissen der Jahreszeiten beeinflusst und ziehen sich entsprechend lange hin.

Erster Zyklus

von 6 bis 10 Uhr   Kapha-Dosha
von 10 bis 14 Uhr   Pitta-Dosha
von 14 bis 18 Uhr   Vata-Dosha

Zweiter Zyklus

von 18 bis 22 Uhr   Kapha-Dosha
von 22 bis 2 Uhr   Pitta-Dosha
von 2 bis 6 Uhr   Vata-Dosha

Um ein gesundes Leben im Sinne des Ayurveda zu führen, sollte man die persönliche Tagesgestaltung nach diesen Zyklen ausrichten. Die ayurvedische Lehre gibt hierzu einfache Empfehlungen, die helfen, den eigenen Lebensrhythmus an jenen der Natur anzupassen.

Das Aufstehen

Der Tag beginnt bei den meisten Menschen unter dem Einfluss von Kapha. Morgens nach dem Aufwachen fühlen sie sich meist noch etwas träge, entspannt und ruhig, aber auch gestärkt durch den Schlaf – alles Eigenschaften, die diesem Dosha zugeordnet werden. Die traditionelle indische Heilkunde empfiehlt allerdings, noch während der Vata-Phase, also vor 6 Uhr morgens aufzustehen – auch wenn dies manchem schwerfallen mag. Doch die Eigenschaften von Vata, seine Beweglichkeit und Leichtigkeit, machen es einfacher, frisch und aktiv in den Tag zu starten. Die vitale Stimmung des Tagesbeginns begleitet einen dann über den ganzen Tag. Wenn Sie dagegen zu lange, bis weit in die Kapha-Phase hinein im Bett bleiben, erwachen Sie schwerer und fühlen häufig noch eine bleierne Müdigkeit in sich.

Das Frühstück

Ihr Frühstückstisch sollte mit dem gedeckt sein, was Ihrer jeweiligen Konstitution am zuträglichsten ist (S. 216). Wer morgens lange braucht, um wach zu werden – das ist vor allem bei Kapha-Typen der Fall – und bei wem sich der Hunger erst am späten Vormittag einstellt, dem reicht etwas Obst oder nur Tee oder Saft. Vata-Konstitutionen, meist eher zarte Naturen, sowie Pitta-Typen mit ihrer starken Verbrennung können dagegen kräftiger frühstücken.

Die Mittagszeit

Von 10 bis 14 Uhr übernimmt Pitta die Führung über den Organismus. Dies ist für viele Menschen die produktivste Phase des Tages, während der Lernfähigkeit und Kreativität ihren Zenit erreichen. Entsprechend stellt sich nun auch meist großer Appetit ein, der durch ein nicht zu spätes Mittagessen, nach Möglichkeit der größten Mahlzeit des Tages, gestillt werden sollte.

Agni, das Verdauungsfeuer (S. 206), sowie der Stoffwechsel laufen nun auf Hochtouren und können eine ausgiebige Mahlzeit gut verarbeiten.

Der Nachmittag

Die erste Pitta-Zeit des Tages endet nun, und es folgt eine kurze Zeit abflauender Leistungsbereitschaft. Die Zeiger der inneren Uhr wandern jedoch jetzt in die Vata-Phase. Mit ihr bekommen Körper und Geist wieder neuen Schwung, so dass Konzentrationsfähigkeit und geistige Leistungsbereitschaft nachmittags noch einmal ihren Höchststand erreichen.

Die meisten Menschen fühlen sich jedoch gerade nachmittags besonders müde. Das liegt daran, dass sie ein schwaches Agni (S. 206) und infolgedessen keine gute Verdauung haben – ihnen also oft das Mittagessen noch zu schaffen macht. Diesen Menschen seien verdauungsstärkende Maßnahmen besonders empfohlen (S. 209).

Der Abend

Der zweite Tageszyklus beginnt gegen 18 Uhr abends ebenfalls wieder mit einer Phase unter dem Regiment von Kapha. In dieser Phase liegt der ideale Zeitpunkt für ein kleines Mahl, mit dem Kapha, biologische Stärke, aufgenommen wird. Am besten essen Sie gleich zu Beginn dieser Zeitspanne, nachdem die Vata-Phase zu Ende gegangen ist. Sehr viel später ist der Stoffwechsel wieder träge und kann Nahrung nur mehr schwer verdauen.

Die letzte Mahlzeit Ihres Tages sollte in jedem Fall leicht sein und wenig tierisches, schwer verdauliches Eiweiß enthalten. Ein anschließender Spaziergang unterstützt Agni sowie Magen und Darm in ihrer Aktivität und hat eine beruhigende Wirkung auf Ihren Geist und Ihre Seele. Ansonsten sollte Ihr Abend zur Erholung und zur Einstimmung auf die bevorstehende Nachtruhe dienen.

Die Nacht

Als beste Zeit, zu Bett zu gehen, gilt im Ayurveda das Ende der Kapha-Phase – mithin gegen 22 Uhr. Nun stellt sich in der Regel ein natürliches Schlafbedürfnis ein, das Körper und Geist entsprechend den Eigenschaften dieses Doshas ruhig stimmt und so auf die Nacht vorbereitet. Danach beginnt wieder eine neue biologische Phase, in der Pitta dominiert und in der neue Energien freigesetzt werden. Wenn Sie später zu Bett gehen, kann Sie die anschließende Pitta-Zeit erneut zu Aktivitäten aufmuntern. Das ist der Grund warum man oft noch lange wach bleiben kann, wenn der „tote Punkt" erst einmal überwunden ist. In der nächtlichen Pitta-Phase findet zudem die Regeneration unseres Körpers und damit auch unserer Haut statt. Jetzt werden abgestorbene Hautzellen erneuert und mögliche Schädigungen durch Umwelteinflüsse beseitigt. Die anschließende Dominanz von Vata in den frühen Morgenstunden drückt sich in der besonders aktiven Traumphase aus, die nun durchlaufen wird. Die Hirnimpulse sind nun am aktivsten. Angeregt von ihnen wachen wir schließlich auf. Der Kreis schließt sich nun und beginnt von neuem mit der Phase von Kapha-Dosha.

Die Doshas im Lauf der Jahreszeiten

Wie von den einzelnen Tageszeiten werden Körper, Geist und Seele auch vom Wechsel der Jahreszeiten bestimmt: Die Merkmale der drei Doshas spiegeln sich in den Eigenschaften der Jahreszeiten wieder. Deshalb hat auch das Jahr seine den Doshas entsprechenden Zyklen. Sie beginnen ebenfalls mit einer Kapha-Phase und stellen insofern ein Abbild der Tagesrhythmen dar.

Im Gegensatz zu unserer Jahreszeitenberechnung unterscheidet man im Ayurveda allerdings sechs statt vier Jahreszeiten, die auf zwei Hälften aufgeteilt werden. In der einen Hälfte bewegt sich die Sonne in der nördlichen Hemisphäre, in der anderen innerhalb der südlichen. Der nördliche Lauf, Uttaryana genannt, setzt mit dem 21. Dezember ein und endet mit dem 21. Juni. Ab dann beginnt Dakshinaya, die Zeit, in der sich die Sonne gen Süden bewegt und die Kraft ihrer Strahlen wieder abnimmt. Der Einfachheit halber können die sechs ayurvedischen Jahreszeiten zu drei zusammengefasst werden.

Kapha-Zeit:
Frühling und Frühsommer: Mitte März bis Mitte Juni

Pitta-Zeit:
Sommer und Frühherbst: Mitte Juni bis Mitte Oktober

Vata-Zeit:
Spätherbst und Winter: Mitte Oktober bis Mitte März

Ebenso wie für die einzelnen Tageszeiten gibt uns die ayurvedische Lehre auch Empfehlungen für die verschiedenen Jahreszeiten, um in ihrem Lauf im Gleichgewicht und damit gesund zu bleiben. Generell gilt, dass man in der Jahreszeit besonders auf sich achten sollte, die dem eigenen Konstitutionstyp entspricht: Kapha-Menschen im Frühjahr, Pitta-Menschen im Sommer und Vata-Menschen im Winter. In diesen „kritischen" Zeiten sollte man sich verstärkt an den Ernährungsempfehlungen orientieren, die der eigenen Konstitution förderlich sind. Vata ist zudem bei jedem Jahreszeitenwechsel besondere Beachtung zu schenken, unabhängig davon, welcher Typ man ist. Denn dieses Dosha, das für Beweglichkeit und Veränderung steht, reagiert besonders empfindlich auf Wetterwechsel und erhöht die Anfälligkeit für Erkältungskrankheiten.

Frühling und Frühsommer

Jetzt ist die Zeit von Kapha, denn durch die allmähliche Erwärmung „schmilzt" gewissermaßen auch unser Winterspeck und führt zu einer Anreicherung von Ama, Schlacken und Giftstoffen (S. 208), sowie Kapha in unserem Körper. Daher sollten jetzt Kapha reduzierende Maßnahmen wie Entschlackungskuren und Fastentage auf dem Programm stehen, mit deren Hilfe man fit und gestärkt in den Sommer gehen kann. Eine Kapha reduzierende Ernährung (S. 221) ist jetzt für alle Konstitutionen das Richtige. Entsprechend sollten in den Frühjahrsmonaten warme Speisen und Getränke mit den Geschmacksrichtungen scharf, bitter und herb auf dem Speiseplan stehen.

Sommer und Frühherbst

In den Sommermonaten dominiert Pitta. Im Ayurveda geht man davon aus, dass die Sonne, wenn sie im Norden steht, austrocknend wirkt und daher zu einem Energieverlust führt – nicht umsonst fühlen wir uns in der heißen Jahreszeit oft schlapp und müde und haben weniger Antrieb als im Winter. Aufgrund der großen Wärme von außen dreht unser Körper auch die innere Flamme, das Verdauungsfeuer Agni (S. 206), herunter, und wir haben weniger Appetit. Ideal sind in dieser Jahreszeit leichte Gerichte, die gut gewürzt sein sollten, um das schwache Agni anzuregen. Zu bevorzugen sind generell süße, bittere und herbe Speisen. Saure und salzige Nahrungsmittel sollten Sie nun eher meiden.

Beim Sonnenbaden ist zu berücksichtigen, dass die Sonnenstrahlen nach ayurvedischer Auffassung nur bis 10 Uhr morgens eine vitalisierende und kräftigende Wirkung haben. Ab diesem Zeitpunkt, besonders über Mittag und am frühen Nachmittag ziehen Sonnenbäder eher Energien ab und schwächen den Organismus. Daher sollten Sie den Vormittag zum Sonnen nutzen und sich nachmittags dagegen bevorzugt im Schatten aufhalten.

Spätherbst und Winter

Die kühlen, stürmischen Herbsttage und die klirrende Kälte der Wintermonate sind überwiegend die Zeit von Vata. Jetzt, wo die Sonne wieder im Süden steht, nimmt auch unsere Energie wieder zu, und wir fühlen uns aktiver und kräftiger. Im

Spätherbst, der meist eher feuchtkalt ist, kommt es zunächst zu einer Zunahme von Kapha, der Sie ebenso wie im Frühjahr mit Fasten- und Entschlackungstagen begegnen sollten.

Mit der trockenen Kälte in den späteren Wintermonaten, etwa ab Mitte Dezember, reichert sich dann vor allem Vata an. Jetzt gilt es, sich besonders gut vor Erkältungen zu schützen und den Körper durch Abhärtung auf die herannahende kalte Zeit vorzubereiten. Weiterhin sollten Sie bevorzugt Vata reduzierende Nahrung (S. 217) zu sich nehmen und sich fetter und nahrhafter als sonst während des Jahres ernähren. Denn der Körper braucht nun viel Energie, um sich „aufzuheizen" und Widerstandskraft zu erlangen. Durch das in den kalten Wintermonaten sehr kräftige Agni brauchen Sie sich auch keine Sorgen um Ihr Gewicht zu machen – jetzt kann viel mehr gegessen werden als im Sommer, ohne dabei zuzunehmen.

Lebensphasen und Doshas

> *„Vata beherrscht das letzte Stadium des Lebens, den Tag, die Nacht und die Verdauung, Pitta das mittlere Stadium und Kapha das Anfangsstadium."*
> Aus der Ashtanga Hridaya Sutrasthana

Kindheit, Erwachsenenzeit und Alter gelten im Ayurveda als die drei Jahreszeiten des Lebens. Sie unterliegen ebenso wie die einzelnen Abschnitte des Tages und des Jahres dem Einfluss der drei Doshas. Während der ersten Entwicklungsphase, dem Säuglingsalter und der Kindheit, dominiert Kapha. In dieser Zeit werden unsere Gewebe aufgebaut, und der Körper erhält seine Struktur. Gerät Kapha aus dem Gleichgewicht, können Symptome von zu viel Kapha auftreten, so zum Beispiel Erkältungen, Husten, Verschleimungen der Luftwege und Lungenerkrankungen. Auf dem Höhepunkt des Zyklus, in unserem Erwachsenenalter, wirkt die Kraft von Pitta. Dieser Lebensabschnitt ist geprägt von Aktivität und Schaffenskraft, denn Pitta verleiht jetzt die nötige Energie, um Vorhaben zu realisieren und sich im täglichen Leben durchzusetzen. Im Herbst des Lebens vermehrt sich Vata. Alte Menschen unterliegen vor allem dem Einfluss dieses Doshas. Das zeigt sich auch deutlich an den charakteristischen Alterserscheinungen: In diesem Lebensalter besteht die Tendenz zu trockener Haut und Faltenbildung, einem geringen Schlafbedürfnis, Osteoporose und Gelenkkrankheiten.

Während der Übergangsphasen von einem Dosha zum anderen, beispielsweise von Kapha zu Pitta, also von der Kindheit zur Erwachsenenzeit, erhöht sich die Wahrscheinlichkeit für Erkrankungen. Denn der Organismus muss sich nun an veränderte Bedingungen anpassen, wodurch seine Widerstandsfähigkeit zeitweise beeinträchtigt ist. So gelten im Ayurveda Pubertät und Menopause als Übergänge des Lebens und sind kritische Phasen seelischer und körperlicher Unausgewogenheit mit einem erhöhten Risiko für verschiedene Störungen des Wohlbefindens.

Die Gesamtheit des Menschen im Blick

Ayurveda sieht uns Menschen stets unter Berücksichtigung unserer individuellen Beschaffenheit – als Ergebnis verschiedener Energien und Stofflichkeiten, die sich im Triumvirat von Körper, Geist und Seele unterschiedlich ausprägen. Erfährt eine der drei Ebenen zu wenig Beachtung, gerät deren symbiotisches Wirken aus dem Takt und der so wichtige

Gleichklang ist gestört. Was in der ayurvedischen Medizin unter dem Begriff „Behandlung" verstanden wird, ist daher ein Austarieren der Waagschalen von Körper, Geist und Seele. Deren Gleichgewicht ist unabdingbar zur Wiederherstellung wie auch zur Erhaltung unserer Gesundheit.

Vor diesem Hintergrund wird im Ayurveda auch der Patient an sich und in seiner Ganzheit behandelt, nicht die Krankheit: Im ayurvedischen Sinn bedeutet Gesundheit nicht einfach nur das Fehlen von Krankheit. Die Behandlung des Patienten schließt insofern die Behandlung der Krankheit mit ein. Bei der Behandlung von Krankheit muss die Therapie aber nicht unbedingt direkt am Patienten ansetzen, sondern kann beispielsweise auch eine Regulierung seines Umfelds betreffen – eine Herangehensweise, die die westliche Schulmedizin im Gros der Fälle leider vernachlässigt. Menschen als Ganzes zu behandeln, bedeutet in der Praxis, die jeweiligen Bedürfnisse der unterschiedlichen Konstitutionstypen in vollem Umfang zu berücksichtigen. Nicht von ungefähr bezieht ein ayurvedischer Arzt bei der Behandlung eines Patienten

Gesundheit und Krankheit im Ayurveda

Gesundheit und Krankheit sind aus ayurvedischer Sicht keine sich gegenseitig ausschließenden Zustände, sondern gehen vielmehr ineinander über. Was sie verbindet, ist der gemeinsame Nenner Immunität. Solange die Immunkraft intakt ist, bleiben wir gesund. Nimmt sie jedoch ab, können krank machende Faktoren die Überhand gewinnen. Die klassischen Lehrschriften widmen sich nicht ohne Grund so ausführlich der Immunologie: Ayurveda kann insofern auch als Immuntherapie bezeichnet werden.

immer dessen individuelle Konstitution im Wechselspiel mit seiner Psyche wie seiner Umwelt mit ein. Zweifelsohne gründen die guten Erfolge ayurvedischer Therapiemaßnahmen mit darauf, dass diese stets den Menschen in dessen Gesamtheit im Blick haben und sich nicht auf allein stehende Symptome beschränken.

Die therapeutischen Strategien sind deshalb im Ayurveda weit gefächert. Sie umfassen neben einer speziell abgestimmten Medikation und gezielten Reinigungsbehandlungen in der Regel auch eine Ernährungsumstellung, die auf die individuelle Konstitution abgestimmt ist. Erfahren Sie dazu mehr im nächsten Kapitel dieses Buches, das Ihnen das breite Spektrum der ayurvedischen Medizin ausführlich präsentiert.

Extra

Wie steht es um Vata, Pitta und Kapha?

Mit Hilfe des folgenden Fragebogens können Sie Ihren individuellen Konstitutionstyp bestimmen. Wie bereits beschrieben, trägt jeder Mensch alle drei Doshas in sich. Deshalb ist niemand „nur" Vata, „nur" Pitta oder „nur" Kapha, sondern man ist stets von allen drei Doshas geprägt.

Die detaillierten Fragen geben Ihnen Aufschluss über Ihre natürlichen Veranlagungen sowie über Ihre körperlichen oder geistig-seelischen Schwachpunkte, die sich als Befindlichkeitsstörungen oder Beschwerden bemerkbar machen können. Betrachten Sie das Ergebnis des Tests aber keinesfalls als absolut, sondern lediglich als Richtschnur, durch die Sie mehr über Ihre Konstitution und Ihre persönlichen Stärken oder Schwächen erfahren. Vor diesem Hintergrund lässt sich helfend oder stärkend eingreifen.

So gehen Sie bei diesem Test vor

Die Antworten auf alle Fragen sollten Sie ganz intuitiv und aus dem Bauch heraus geben. Scheuen Sie sich auch nicht, Eigenschaften anzugeben, die Sie als unangenehm empfinden. Hier gibt es kein „gut" oder „schlecht". Jeder Mensch hat schließlich seine positiven und weniger positiven Seiten.

Stimmen Sie nur den körperlich-geistigen Merkmalen zu, die wirklich typisch für Sie sind und die eine wichtige Rolle in Ihrem Leben spielen. Als kleiner Anhaltspunkt: Wenn bestimmte Dinge im Leben häufig auftreten, sind sie typisch für ein bestimmtes Dosha.

Empfinden Sie ein beschriebenes Merkmal als besonders stark, geben Sie ihm zwei Punkte. Ist es nur von mittelmäßiger Bedeutung, dann bekommt es einen Punkt. Tritt es in Ihrem alltäglichen Leben überhaupt nicht auf, erhält es null Punkte. Bei manchen Fragen sind auch mehrere Eigenschaften zusammengefasst. Bei ihnen sollten Sie auch dann die entsprechende Punktzahl geben, wenn nur ein Merkmal mittel oder stark zutrifft.

Zum Schluss addieren Sie zunächst die jeweiligen Punkte der charakteristischen Merkmale für Vata, Pitta und Kapha. Das Dosha, das die meisten Punkte erhalten hat, ist bei Ihnen derzeit am stärksten ausgeprägt. Die Punktzahlen der Anzeichen für eine Störung geben Ihnen zusätzlich einen Hinweis, ob und wie stark eines der Doshas im Ungleichgewicht ist. Wie bereits erwähnt, sind die biologischen Prinzipien keineswegs starr, sondern verändern sich permanent – Ergebnis der zahlreichen Einflüsse, denen sie ausgesetzt sind.

Charakteristische Merkmale von Vata-Dosha

Ich bin geistig beweglich und rege, besitze eine
rasche Auffassungsgabe und lerne schnell. ____

Ich reagiere sehr feinfühlig und habe ein gutes
Wahrnehmungsvermögen für die Umwelt. ____

Mein Kurzzeitgedächtnis ist gut. ____

Ich bin meist zuversichtlich, heiter, fröhlich
und beschwingt. ____

Das Kommunizieren mit anderen fällt mir leicht,
meine Sprache ist schnell und flüssig. ____

Ich besitze einen gut ausgeprägten Tastsinn und
empfinde sanfte Berührungen und Massagen
als sehr angenehm. ____

Ich verfüge über ein feines Gehör. ____

Ich mag Musik gerne und reagiere darauf sehr stark. ____

Mein Körperbau ist schlank und feingliedrig. ____

Ich bewege mich gerne und geschickt. ____

Ich führe Bewegungen in der Regel flink aus. ____

Meine Hände und Füße sind grazil und fein gebaut. ____

Ich besitze feines, welliges oder gelocktes Haar. ____

Meine Haut ist fein und zart, mit einem gesunden,
bräunlichen Teint. ____

Meine Zähne sind stark, perlartig glänzend und
regelmäßig. ____

Ich achte auf regelmäßigen Stuhlgang. ____

Ich fühle mich bei leichtem Wind beschwingt,
ideenreich und leistungsfähig. ____

Ich bevorzuge gemäßigte Temperaturen um 20 Grad;
nicht zu heiß, aber auch nicht zu kalt. ____

Ich habe einen leichten, jedoch erfrischenden und
erholsamen Schlaf. ____

Ich stehe morgens gerne auf und freue mich auf den
bevorstehenden Tag.   ___

Ich träume meist angenehm und fantasiereich,
häufig auch vom Fliegen.   ___

Ich habe ein Bedürfnis nach regelmäßigem Essen.   ___

Ich spüre sehr genau, was mir gut bekommt
und was nicht.   ___

Ich habe eine gute Wahrnehmung des eigenen
Körpers und der Seele.   ___

Ich esse mit allen fünf Sinnen, weshalb der Tisch
geschmackvoll gedeckt und die Speisen schön
angerichtet sein sollten.   ___

Speisen mit einem feinen ausgewogenen Geschmack
genieße ich besonders.   ___

Summe: ___

Mögliche Anzeichen für ein gestörtes Vata

Ich bin öfter fahrig und durcheinander.   ___
Ich bin mitunter schreckhaft.   ___
Ich reagiere häufiger einmal überempfindlich.   ___

Ich habe öfter Schwierigkeiten, Entscheidungen
zu treffen.   ___

Ich bin mitunter unkonzentriert.   ___
Ich bin öfter mal sorgenvoll und nervös.   ___
Ich verliere im Gespräch leicht den Faden.   ___
Ich neige zu hastigem Sprechen.   ___

Ich reagiere übermäßig empfindlich auf Berührungen,
Geräusche und andere Sinneswahrnehmungen.   ___

Ich leide mitunter an Schwindelgefühlen
und Ohrgeräuschen. ____

Ich bin recht schlank und nehme kaum an Gewicht zu. ____

Ich bin oft verspannt. ____

Meine Gelenke knacksen häufig bei Bewegung. ____

Ich habe mitunter Schmerzen in den Fingergelenken. ____

Ich friere leicht an Händen und Füßen. ____

Ich habe trockene und spröde Haare. ____

Meine Haut ist rissig, trocken und neigt
zur Faltenbildung. ____

Meine Haut neigt dazu, sich bei Kälte blau zu verfärben. ____

Ich habe oft Probleme mit dem Zahnfleisch
und Parodontose. ____

Ich neige dazu, unregelmäßig zu essen ____

Ich esse oft zu hastig und kaue zu wenig. ____

Ich vertrage Speisen wie Lauch- und Zwiebelgemüse,
Paprika sowie Rohkost schlecht. ____

Ich besitze oftmals ein großes Verlangen nach süßem
und warmem, sättigendem Essen. ____

Ich leide häufig unter Blähungen. ____

Ich neige zu Verdauungsstörungen. ____

Bei Wetterwechsel, Föhn, Zugluft oder Kälte habe
ich die Tendenz zu Kopfschmerzen, Schlafstörungen
und Gelenkbeschwerden. ____

Mein Schlaf ist oberflächlich, unruhig und von
Wachphasen unterbrochen. ____

Ich habe angstvolle Träume, die oft von Verfolgung
oder vom Fallen aus großer Höhe handeln. ____

Summe: ____

Charakteristische Merkmale von Pitta-Dosha

Ich besitze einen starken Willen und bin durchsetzungsfähig.	___
Ich begrüße Herausforderungen.	___
Ich erledige Aufgaben sehr gewissenhaft und zuverlässig.	___
Ich bin begeisterungsfähig und habe viel Temperament.	___
Ich bin humorvoll.	___
Ich kann sehr gefühlsbetont sein.	___
Ich argumentiere überzeugungsstark und ausdrucksvoll.	___
Ich bin ein „Augenmensch" und spreche sehr auf Farben und Malerei an.	___
Ich kann gut unterscheiden.	___
Ich bin sportlich.	___
Ich friere selten und bin meist gut durchwärmt. Kaltes Wetter empfinde ich nicht als unangenehm.	___
Meine Haare sind dünn und weich, rötlich oder blond.	___
Meine Haut ist weich, geschmeidig und hell oder sommersprossig.	___
Meine Schleimhäute sind gut durchblutet und befeuchtet.	___
Ich habe einen gesunden Appetit und bin ein guter Esser.	___
Ich mag gerne intensiv gewürzte Speisen.	___
Ich habe viel Durst und mag Getränke lieber kühl, jedenfalls nicht zu heiß.	___
Mein Stuhlgang ist im Allgemeinen kräftig und gut verdaut.	___
Ich träume oft farbenfroh, leidenschaftlich und gefühlsintensiv.	___
Ich habe einen tiefen und erholsamen Schlaf.	___
Summe:	___

Mögliche Anzeichen für ein gestörtes Pitta

Ich übertreibe es oft mit dem Ehrgeiz und übernehme mich. ___

Ich reagiere häufig (zu) emotional, auch verärgert oder zornig. ___

Ich reagiere oftmals ungeduldig oder missmutig. ___

Ich versuche ab und an, anderen meinen eigenen Willen aufzuzwingen. ___

Ich neige mitunter zu Sarkasmus. ___

Meine Augen sind öfters gerötet oder überreizt. ___

Meine Sehkraft hat nachgelassen. ___

Ich neige zu sportlichen Übertreibungen. ___

Ich übe am liebsten Kampfsportarten aus. ___

Ich schwitze schnell. ___

Ich vertrage Hitze schlecht. ___

Ich leide unter vorzeitigem Haarausfall. ___

Meine Haare sind frühzeitig ergraut. ___

Meine Haut ist sonnenempfindlich. ___

Meine Haut neigt zu Rötungen und Entzündungen; ist oft heiß. ___

Meine Schleimhäute sind oft entzündet, rot und gereizt. ___

Meine Zähne sind hartnäckig verfärbt. ___

Ich neige zu Zahnfleischbluten. ___

Ich habe oft Magen- und Darmbeschwerden. ___

Mein Körper neigt zur Übersäuerung. ___

Ich werde bei Hunger gereizt, wenn es nicht schnell etwas zu essen gibt. ___

Ich habe oft ein übermäßiges Verlangen nach scharfen Gewürzen. ___

Mein Durst ist oft nahezu unstillbar. ___

Ich trinke gerne Eiskaltes. ___

Ich neige zu Durchfall oder dünnem, auch scharfem
oder unverdautem Stuhlgang. ____

Ich träume öfters von Feuer, Krieg und Kampf. ____

Ich schwitze häufig im Schlaf. ____

Ich knirsche oftmals im Schlaf mit den Zähnen. ____

Summe: ____

Charakteristische Merkmale von Kapha-Dosha

Ich habe ein ruhiges und ausgeglichenes Wesen. ____

Ich fühle mich insgesamt zufrieden. ____

Ich bin psychisch stabil, ausdauernd und geduldig. ____

Ich gehe den Dingen auf den Grund. ____

Ich nehme mir genug Zeit für das Wesentliche. ____

Ich verfüge über ein gutes Langzeitgedächtnis. ____

Ich handle bedacht und methodisch. ____

Ich bin anderen gegenüber sanftmütig, liebevoll
und loyal. ____

Ich bin von Natur aus großzügig. ____

Meine Stimme ist weich und beruhigend. ____

Ich spreche im Allgemeinen wenig, aber bestimmt. ____

Ich esse gerne und erfreue mich an kulinarischen
Genüssen. ____

Ich bin lange gesättigt und kann gut fasten. ____

Mein Körper ist kräftig und stark. ____

Ich bin ausdauernd und leistungsfähig. ____

Meine Abwehrfunktion gegen Infektionen ist gut. ____

Ich bewege mich ruhig und bedächtig. ____

Meine Haare sind kräftig, dicht und glänzend. ____

Meine Zähne sind kräftig und breit sowie sehr widerstandsfähig.	___
Meine Haut ist geschmeidig, weich und besitzt ausreichend Fett.	___
Mein Stuhlgang ist regelmäßig, der Stuhl ist gut geformt und eher von öliger Beschaffenheit.	___
Mein Schlaf ist tief und erholsam.	___
Ich träume selten und wenn, dann sanfte und leichte Inhalte.	___

Summe: ___

Mögliche Anzeichen für ein gestörtes Kapha

Ich bin mental mitunter schwerfällig und denke langsam.	___
Längere geistige Anstrengung macht mich müde.	___
Ich fühle mich oft träge.	___
Ich benötige zur Erledigung von Dingen recht lange.	___
Ich brauche viel Zeit zur Lösung von Aufgaben.	___
Ich empfinde Besitz als etwas sehr Wichtiges.	___
Ich bewahre Dinge gerne lange auf und kann mich schwer davon trennen.	___
Ich bin öfters schwermütig und in sentimentaler Stimmung.	___
Freies Sprechen vor vielen Menschen fällt mir schwer.	___
Meine Stimme klingt mitunter monoton.	
Ich neige zum Schlemmen und esse öfters zu viel.	
Ich bringe ein paar Pfunde zu viel auf die Waage.	___
Ich bewege mich eher ungern.	___

Ich komme nur langsam in Schwung, besonders morgens. ____

Meine Haare sind oft fettig und ohne Glanz. ____

Ich neige zur Bildung von Zahnstein. ____

Meine Haut ist fettig und sondert viel Talg ab. ____

Meine Haut ist anfällig für Erkrankungen. ____

Ich leide oft unter Völlegefühl. ____

Ich fühle mich häufig nach dem Essen matt und belastet. ____

Mein Stuhlgang ist manchmal schleimig und/oder fettig. ____

Meine Verdauungsfunktionen sind träge. ____

Mein Schlaf ist schwer und traumlos. ____

Ich bin häufig auch untertags müde. ____

Meine Träume sind häufig bedrückend. ____

Bei nasskaltem Wetter neige ich zu Infektionskrankheiten. ____

Summe: ____

Ayurvedischer Behandlungskanon

Die therapeutischen Maßnahmen des Ayurveda sind sehr weit gefächert. Meist empfiehlt der Arzt nicht nur eine einzelne, sondern eine Komposition aufeinander abgestimmter Behandlungen, denn er richtet sich nie nur nach einem Symptom, sondern hat immer den ganzen Menschen im Auge. Allen Mitgliedern im ayurvedischen Behandlungskanon gemeinsam ist, dass sie stets auf die Erhaltung oder Wiederherstellung des Gleichgewichts der drei Doshas abzielen, das die Basis unserer Gesundheit darstellt. In einem Buch über die Reinigungsbehandlungen des Ayurveda finden natürlich auch die übrigen Therapien Erwähnung, die dem Vaidya zur Verfügung stehen.

Diagnose mit allen Sinnen

Bevor der ayurvedische Arzt eine Behandlung empfiehlt, stellt er eine genaue Diagnose, beschreibt und klassifiziert die Beschwerden. Schon hier gibt es wichtige Unterschiede gegenüber der Vorgehensweise vieler westlicher Mediziner.

Bei der Diagnose richtet sich das zentrale Augenmerk des Vaidya auf den Gesamtzustand des Patienten. Er stellt also fest, wo sich der Patient gerade befindet, in welche Richtung er sich ändert und wodurch diese Veränderungen beeinflusst werden. Solche Einflussfaktoren können beispielsweise klimatische Bedingungen oder die Ernährung sein. Dann geht es darum, was getan werden kann, um den Zustand wieder harmonisch zu gestalten. Dabei konzentriert sich der Arzt nie nur auf den Körper seines Patienten, sondern berücksichtigt immer auch dessen individuelle körperliche Konstitution im Wechselspiel mit Geist und Seele. Ebenso bemüht sich ein guter Vaidya stets darum, zuerst die Stärken seines Patienten herauszufinden, bevor er an dessen Schwächen geht. Denn unter Umständen sind die Stärken als Gegenmittel gegen die Schwächen einzusetzen.

Um den Zustand seines Patienten genau zu analysieren, stehen einem Ayurveda-Arzt mehrere Methoden zur Verfügung, die er in der Regel parallel anwendet. Die erste Maßnahme ist die visuelle Begutachtung, Darshana. Dabei widmet sich der Arzt allen sichtbaren Teilen des Patienten. Nach den Körpergeweben und der Haut untersucht er die sogenannten „neun Türen". Dazu gehören beide Augen, beide Ohren, beide Nasenlöcher, Mund und Hals, Anus sowie Penis oder Scheide. Große Aufmerksamkeit gilt der Zunge sowie ihrem Belag. Daraus lassen sich Rückschlüsse auf die Leistungskraft von Agni, dem Verdauungsfeuer

(S. 206), sowie auf das Ausmaß an Giftstoffen im Körper ziehen. Auch der Stuhl und meist auch der Urin des Patienten
werden untersucht.

Der nächste Diagnoseschritt befasst sich mit dem Berühren
und Abtasten, Sparshana. Dabei kommt der Pulsdiagnose die
größte Bedeutung zu (s. unten). Danach geht es an das Abhören
(Prashna) des Patienten – gecheckt werden dabei allen voran
Herzschlag, Atemgeräusche und Töne im Körper, die durch
bestimmte Verletzungen und Krankheiten entstehen.

Bei diesen Untersuchungen bedient sich der Ayurveda-
Arzt aller seiner Sinne: Er betrachtet, betastet, hört, riecht
und schmeckt.

Leichtfüßig wie eine Antilope
oder behäbig wie ein Elefant?

Ein sehr wichtiges Diagnoseinstrument ist der Puls des Patienten. Ein erfahrener Vaidya kann bereits allein mittels der
Herzfrequenz herausfinden, wie es um die Gesundheit bestellt
ist: Ist sie leichtfüßig, behäbig, stolpernd oder hüpfend?

Zur Pulsdiagnose legt der ayurvedische Arzt drei Finger
an das Handgelenk des Patienten und fühlt für einen Augenblick den Puls. Der Puls hat den Vorteil, dass er stabile Merkmale widerspiegelt und unmittelbar auf körperliche und
seelische Änderungen reagiert. Durch regelmäßige Übung
können nach einiger Zeit aus dem Puls die Doshas und ihre
Untergruppen, die Gewebe und die Konstitution des Betreffenden erkannt werden. Der Puls enthält auch die gesamte
Information aller Organe im Körper. Nämlich in Form ihrer
Schwingungen, die der Arzt analysiert: Gesunde Organe, die
normal funktionieren, haben eine andere Schwingung als

solche, die beginnen, krank zu werden. So ist im Puls die kollektive Information über die gesamte Physiologie enthalten.

Vorbeugen ist ebenso wichtig wie heilen

In der modernen westlichen Medizin bezieht sich der Begriff Diagnose im Allgemeinen auf das Erkennen einer Krankheit, nachdem diese eingetreten ist. Im Ayurveda wird hingegen unter Diagnose die ständige Überwachung der Wechselwirkung zwischen Gleichgewicht und Disharmonie in unserem Körper verstanden. Damit gelingt es, Krankheitsprozesse

Vollkommene Gesundheit: Swastha

Der ayurvedische Begriff für vollkommene Gesundheit ist Swastha, was „im Selbst gegründet sein" bedeutet – ein Zustand, der sich durch Harmonie, Frieden und vollkommene Ordnung auszeichnet. Wer in seinem Selbst gründet, bewahrt seine Gesundheit und handelt zum eigenen Wohl und dem anderer. Dazu passend sei eine Weise der Cherokee-Indianer zitiert: „Wenn du dein Innerstes verstehst, hast du Kenntnis von allen Dingen."

Wer jedoch den Bezug zu seinem Selbst verloren hat und nicht darin wurzelt, macht genau jene Dinge, die ihm schaden und in seiner Umwelt Spannung und Stress verursachen. Ayurveda nennt das Pragyaparad, „Fehler des Intellekts". Durch diese Fehler nehmen wir die Impulse des eigenen Körpers, Geistes sowie der eigenen Seele nicht mehr wahr, und so entstehen Krankheiten und Konflikte.

frühzeitig zu entdecken und möglichst bereits im Vorfeld abzuwenden. Die Vorbeugung, Prävention, spielt daher eine entscheidende Rolle in der ayurvedischen Medizin.

Eine vollständige ayurvedische Diagnose ist deshalb auch sehr umfassend. Sie beschreibt die krankhaften Veränderungen der Doshas, der Gewebe, der Verdauungskraft Agni und der Konstitution. Dabei werden die vielfältigen Veränderungen in Ganzheitsbegriffen zusammengefasst, die die Richtung der Therapie festlegen. Stellt der Arzt etwa bei einer Pitta-Störung ein Übermaß an Hitze fest, wird er kühlende Maßnahmen verordnen, die je nach Lokalisation und Manifestation der Störung unterschiedlich ausfallen werden.

Pflanzen für das Leben

„Es gibt zwei Arten von Therapien und Medikamenten – die gesund erhaltenden und diejenigen, die zur Behandlung von Krankheit eingesetzt werden. Heilpflanzen können bei beiden Therapieformen große Dienste leisten."

Aus der Sutrasthana von Ashtanga Samgraha

Die Pflanzenheilkunde spielte über viele Jahrhunderte eine tragende Rolle im ärztlichen Handeln der westlichen Welt. Nicht von ungefähr sind auch die Arzneimittel der ayurvedischen Medizin überwiegend pflanzlichen Ursprungs. Die klassischen Lehrschriften erwähnen bereits unzählige Heilpflanzen: So widmet sich die Caraka Samhita der Anwendung von über dreihundert von ihnen, in der Sushruta Samhita sind siebenhundert und in der Ashtanga Hridaya 1150 heilkräftige Kräuter aufgeführt. Eine fürwahr weitgefächerte Palette und zugleich eine sehr präzise. Denn die alten Texte beschreiben die Eigenschaften und Wirkmechanismen der Pflanzen bereits erstaunlich ausführlich und fundiert. Eine beachtliche Leistung der Ayurveda-Pioniere. Schließlich lagen die modernen Zeiten, in denen Wissenschaftler erstklassige Instrumente und Forschungslabors zur Verfügung haben, noch in weiter Ferne.

Seit einigen Jahrzehnten wird dieses alte ayurvedische Wissen über die Heilpflanzen von indischen wie europäischen Wissenschaftlern nach modernen Kriterien überprüft. Dabei zeigt sich, dass die Wirkungen und Eigenschaften der zahlreichen „grünen Arzneien" sehr zutreffend beschrieben waren. In den Grundlagentexten des Ayurveda steckt ein immenser Erkenntnisschatz, der noch einige wertvolle Entdeckungen bereithält.

Heilkraft der gesamten Natur

Angesichts der holistischen Vorstellung einer universellen Herkunft allen Lebens lässt sich verstehen, warum pflanzliche Therapeutika im Ayurveda einen so herausragenden Stellenwert besitzen. Denn in jeder Pflanze ist die Energie und damit die Heilkraft der gesamten Natur potenziert enthalten. Diese Auffassung geht einher mit der Überzeugung, dass ein Wirkstoff nicht allein effektiv sein kann, sondern erst im Zusammenklang mit allen anderen, die in der Pflanze enthalten sind: „Behandele den Menschen als Ganzes, gib die Pflanze als Ganzes." Dieses ganzheitliche Prinzip wird bei allen ayurvedischen Maßnahmen, auch bei der Zusammenstellung der Ernährung, berücksichtigt.

Grüne Arzneien

Eine alte Legende erzählt: „Einst schickte der große Ayurveda-Arzt Sushruta seine Schüler mit der Aufgabe aus, so viele wertlose Pflanzen wie nur möglich mit nach Hause zu bringen. Der erste brachte ihm tausend, der zweite dreihundert, der dritte nur mehr zehn und der vierte eine einzige. Nur Sushrutas Lieblingsschüler ließ lange auf sich warten. Schließlich kehrte er nach Wochen niedergeschlagen zurück. Er habe beim besten Willen keine einzige finden können, war die traurige Erklärung für sein langes Ausbleiben. Sushruta aber lobte seine Weisheit und ernannte ihn zum Sieger des Wettbewerbs, denn alle Pflanzen seien wirksam – gleich, welche der Mensch auch zu sich nehme." Diese kleine Geschichte eröffnet meist die Vorlesungen über Heilpflanzenkunde an den ayurvedischen Universitäten in

Indien. Ihre „Moral", dass alle Pflanzen den Körper beeinflussen, gibt eines der grundlegenden Prinzipien im Ayurveda wieder.

Die Pflanzen für eine Arznei werden nach den Elementen ausgewählt, die bei ihnen besonders stark ausgeprägt und für die Behandlung erwünscht sind. Darüber, ob die gesuchten Elemente in der betreffenden Pflanze vorhanden sind, geben Eigenschaften wie ihr Geschmack, ihre Wirkungskraft und ihre Wirkung bei der Verdauung Aufschluss.

Auf den folgenden Seiten lernen Sie einige wichtige Vertreter aus der großen Schar der grünen Medizinen des Ayurveda kennen. Diese spielen auch zur Reinigung sowie Entgiftung und damit eng verbunden zur Stärkung der Verdauungskraft eine wichtige Rolle.

Amla-Baum – Amalaki

Amalaki ist eine der herausragenden Heilpflanzen des Ayurveda für Verjüngung und Stärkung. So sind die Amla-Früchte häufige Bestandteile von Rasayana (S. 87). Gemeinsam mit Haritaki und Bibhitaki stellt man im Ayurveda aus den Amla-Früchten die berühmten Triphala-Präparate (S. 77) her.

Haritaki

Haritaki ist abgeleitet von „har", wegnehmen, weil diese Pflanze so wirksam im Wegnehmen von Krankheiten ist. Sie ist zudem eines der besten ayurvedischen Stärkungsmittel und fördert die Langlebigkeit. Die Haritaki-Früchte stimulieren die Verdauungsenzyme und aktivieren Ama (S. 208).

Bibhitaki

Diese Pflanze beruhigt alle drei Doshas, stärkt Körper sowie Geist und wirkt gegen Stuhlträgheit und Kolikschmerzen. Bei längerer Anwendung reduzieren die Bibhitaki-Früchte das Körpergewicht, stärken die Sehkraft und fördern gesundes Haarwachstum.

Triphala

Triphala heißt übersetzt „drei Früchte" und ist eine Kombination von Amalaki, Bibhitaki und Haritaki. Es wird als Pulver, Marmelade, Getränk oder in Form von Tabletten aufbereitet. Triphala kann äußerlich als Abkochung, die man als Paste aufträgt, oder als Zusatz im Dampfbad zur Reinigung der Haut und Heilung bei Hautkrankheiten eingesetzt werden. Innerlich ist Triphala eine der wirkungsvollsten Pflanzenkombinationen zur Ausleitung von Stoffwechselgiften. Es wird auch für kurzfristiges Abführen bei Reinigungs- und Fastenkuren sowie zur Stärkung der Verdauung verwendet.

Ingwer – Sunthi

Die Ingwerwurzel ist ein typisches ayurvedisches Gewürz und Heilmittel. Sie ist in ganz Asien beliebt und wurde bereits vor zweitausend Jahren in chinesischen Schriften erwähnt. Als Gewürz und verdauungsförderndes Mittel war der Ingwer schon den alten Römern bekannt, doch erst mit den Arabern im 13. Jahrhundert fand er auch in den Küchen Europas breite Verwendung. Zu den bei uns bekannten Ingwergewächsen zählen neben Ingwer Kardamom (S. 230) und gelber Kurkuma (S. 231).

Ingwersaft ist ein ausgezeichnetes Tonikum, das den Appetit und die Verdauung anregt. Zudem hilft er gegen Blähungen und Darmkoliken. Vor allem jedoch fördert er die Ausleitung von Giftstoffen aus dem Darm – für die Erhaltung und Wiederherstellung einer gesunden Darmflora ist Ingwer daher überaus wertvoll.

Schwarzer Pfeffer – Maricha

Schwarzer Pfeffer ist seit dem Altertum als Gewürz bekannt und gedeiht in allen feuchtwarmen Klimazonen der Erde. Zusammen mit anderen Gewürzen, vor allem mit Ingwer und Langkornpfeffer, findet er in vielen ayurvedischen Präparaten, wie etwa in Tri-Katu (s. unten), Anwendung. Ähnlich wie Ingwer wirkt auch schwarzer Pfeffer gegen Blähungen. Darüber hinaus besitzt er entzündungshemmende Eigenschaften und trägt zur Regulierung der Bakterienflora im Darm bei.

Langkornpfeffer – Pippali

Langkornpfeffer gleicht Kapha und Vata aus und wird innerlich bei Hauterkrankungen und rheumatischen Beschwerden verordnet. Pippali ist Bestandteil verschiedener ayurvedischer Rezepturen und Präparate, so auch zusammen mit Ingwer und schwarzem Pfeffer in Tri-Katu.

„Dreifache Schärfe" – Tri-Katu

Diese Gewürzkombination aus den drei scharfen ayurvedischen Gewürzen Ingwer, Langkornpfeffer und schwarzem Pfeffer stimuliert sehr stark das Verdauungsfeuer Agni. Zudem entbläht die „dreifache Schärfe" und wird gerne bei Erkältungskrankheiten eingesetzt.

Kurkuma – Haridra

Die leuchtenden Farbpigmente aus der Wurzel der Kurkuma – bei uns als Gelbwurzel bekannt – werden in Asien noch heute zum Färben von Kleidern und Götterbildern verwendet. Die pulverisierte Kurkumawurzel ist es auch, die dem Curry seine typische Curry-Farbe verleiht.

Kurkuma ist im Ayurveda eine oft angewendete Heilpflanze zur Reinigung. Denn wie auch moderne pharmakologische Untersuchungen bestätigen, regen die Inhaltsstoffe der Kurkuma den Gallenfluss an und fördern die Leberfunktionen. Kurkuma neutralisiert die Gifte im Körper und ist ein wichtiges Heilgewürz bei Parasiten und Störungen der Darmflora sowie bei Erkältungskrankheiten. Darüber hinaus wirkt sie sehr anregend auf den Stoffwechsel.

Kardamom – Elu

Die Heimat der „Königin der Gewürze", die bei uns am besten aus der Weihnachtsbäckerei bekannt ist, liegt in Sri Lanka, Burma und Indien. Kardamom regt nicht nur die Verdauung an – Agni, so heißt es, erwacht schon bei seinem Duft – und regelt die Darmtätigkeit, sondern stimuliert und kräftigt auch das Herz. Ebenso verleiht er geistige Klarheit und Freude. So gilt Kardamom im Ayurveda als Tonikum für das Gehirn und die geistige Leistungsfähigkeit und wird zur Förderung der Konzentration und zur Verbesserung des Gedächtnisses eingesetzt.

Was Agni erheitert

Ein hervorragend wirksames Getränk zur Förderung unserer Verdauung wird aus Ginsengwurzeln, Ingwer, Kurkuma und Kardamom hergestellt. Dafür setzt man eine Handvoll Ginsengwurzeln, ein daumengroßes Stück frischen Ingwer, ebenso viel Kurkumawurzel und zerquetschte Kardamomsamen mit Honig und etwas Gelée royale in einem Liter Schnaps für drei Monate an. Ein Gläschen davon täglich vor dem Essen bringt Agni „zum Lachen".

Kreuzkümmel – Kumin

Die Samenkörner des Kreuzkümmels haben einen festen Platz in der ayurvedischen Küche. Sie sind auch eines der wichtigsten Heilgewürze, um die Darmflora zu regulieren.

Samen des wilden Selleries – Ajuwan

Wilde Selleriesamen wirken stark verdauungsfördernd, helfen gegen Vata-Überschuss und regen den Appetit an. Gegen Blähungen und Gärungsprozesse im Darm nimmt man einen Teelöffel Ajuwan-Samen als Tee oder fügt sie den Speisen bei.

Wirkungen von ausgewählten Heilpflanzen

→ **Vata-beruhigend:** Alle süßen und wärmenden Gewürze wie Anis, Fenchel, (Kreuz-)Kümmel, Kardamom, Zimt, Nelken, Süßholz, Eibisch, Alant, Muskat, Thymian, Ingwer, Ajuwan, Bockshornkleesamen, Lorbeerblätter, Galgant, Basilikum

→ **Pitta-anregend:** Alle scharfen, sauren und erhitzenden Gewürze wie Cayennepfeffer, schwarzer Pfeffer, Knoblauch, Meerrettich, Senf, Echter Beifuß, Bohnenkraut, Brunnenkresse, Galgant, Kalmus, Lorbeerblätter, Nelken, Petersilie, Gelbwurzel, Alant

→ **Kapha-anregend:** Alle Gewürze mit befeuchtender und schleimlösender Wirkung wie Süßholz, Eibisch, Alant, Beinwellwurzel, Irisch Moos

→ **Zur Stärkung von Agni, ohne dabei Pitta anzuregen:** Ingwer, Kardamom, Bockshornkleesamen, Dill, Fenchel, Minze, Safran, Kreuzkümmel, Zimt, Koriander

→ **Zur Regulierung der Darmflora und bei Darmparasiten:** Ajuwan, Asaföetida, Nelken, Knoblauch, Thymian, Wermut, Kurkuma

---

Heilpflanzenpräparate im Ayurveda

Ob Öle oder Pillen, Abkochungen oder medizinische Ghees: Allen diesen Heilpflanzen gemeinsam ist die lange Tradition ihrer medizinischen Anwendung. Sie werden verwendet, um die gesunde Balance der Doshas wiederzuerlangen, aber auch zur tagtäglichen Pflege des Wohlbefindens. Denn viele ayurvedische Pflanzenpräparate sind im Prinzip natürliche Nahrungsergänzungsmittel. Man denke hier vor allem an die Rasayana (S. 87), die den Organismus nachhaltig regenerieren und aufbauen. Nachfolgend seien Ihnen kurz einige ayurvedische Zubereitungen aus Heilpflanzen vorgestellt.

Extrakte – Kashaya

Beginnen wir mit den Extrakten, also Auszügen aus Pflanzen, zu denen eine ganze Reihe von Darreichungsformen gehört. So unter anderem frischer Saft, Swarasa. Um ihn aus einer Pflanze zu gewinnen, gibt es verschiedene Methoden. Mit am einfachsten ist es, die Pflanzenteile zu zerkleinern und in ein Tuch aus Gaze oder Baumwolle zu binden. Dieses Bündel wird mit den Händen kräftig gedrückt, sodass der Saft aus den Pflanzenteilen austritt.

Ebenso zu den Extrakten zählen Pasten und Pulver. Für eine Pasta, Kalka, wird getrocknetes Pflanzenmaterial mit etwas Flüssigkeit verrührt. Wenn trockenes Pflanzenmaterial einfach nur zermörsert wird, dann erhält man ein Pulver, Curna. Werden Pasten oder Pulver in einer Flüssigkeit wie Wasser oder Milch gekocht, erhält man Abkochungen. Diese sogenannten Kwatha sind ebenfalls den Extrakten zugeordnet.

Zu diesen gehört auch das Dekokt, Kwatha-Curna: eine klassische Kräutermischung, die man in der Apotheke kauft und täglich frisch auskocht. Ob fertig gekauft oder selbst hergestellt, eignen sich Dekokte gut für Darmeinläufe, Augenbäder und äußerliche Anwendungen.

Mit von der Partie bei den Extrakten ist auch ein heißer Aufguss, Phanta, bei dem es sich schlicht um einen Kräutertee handelt. Im Ayurveda wird dieser allerdings um einiges stärker konzentriert getrunken als hierzulande üblich. Aus diesem Grund genügen oft auch bereits ein bis zwei Teelöffel, um eine Linderung der jeweiligen Beschwerden zu erreichen. Neben dem heißen gibt es einen kalten Aufguss, Hima. Dafür lässt man die zerkleinerten Pflanzenteile über Nacht in der sechsfachen Menge kaltem Wasser ziehen.

Fettpräparate

Sie sind das, was man sich jenseits indischer Grenzen am meisten unter ayurvedischen Behandlungen vorstellt. Für diese Zubereitungen werden Heilpflanzen mit fettigen Substanzen wie Ghee oder pflanzlichen Ölen sowie seltener auch mit tierischen Fetten verarbeitet. Meist stellt man dazu eine Abkochung aus dem Pflanzenmaterial her und gibt diese zu dem Fett. Was ayurvedische Fettpräparate in allen Fällen enthalten, ist eine Paste, die das Ganze schön geschmeidig macht. Mitunter wird auch frischer Saft dazugegeben, um eine flüssigere Konsistenz zu erzielen.

Gleich als Erstes seien die medizinischen Öle, Thaila, präsentiert – da sie hierzulande als „klassisch" für Ayurveda gelten. Für sie kocht man pflanzliche Öle mit Pasten oder Säften von frischen Kräutern. In der Regel wird dazu Sesamöl verwendet, weshalb die Öle auch „Thaila", abgeleitet von „Tila", Sesamsamen, heißen. Nur einige wenige medizinische Öle werden mit Kokosöl, Rizinusöl oder Ghee hergestellt. Regelmäßige Massagen mit Thaila aus Sesamöl wirken stärkend und tragen dazu bei, den Alterungs- und Abbauprozess zu verlangsamen. Dieser Effekt ist unter anderem auf den hohen Gehalt an Antioxidanzien im Sesamöl zurückzuführen. Mehr dazu jedoch bei den Reinigungsbehandlungen, bei denen Sesamöl eine wichtige Rolle spielt.

Ein weiteres Fettpräparat, welches im Ayurveda einen großen Stellenwert innehat, ist Ghee – geklärtes Butterreinfett. In arzneiliches Ghee, Ghrita Ghee, werden häufig Wirkstoffe gegen nervös bedingte und psychische Erkrankungen eingebracht. Denn in Fett gelöste Stoffe können die sogenannte Hirn-Blut-Schranke leichter überwinden. So vermögen sie direkt auf die Nervenzellen des Gehirns einzuwirken. Arzneiliche Ghees finden darüber hinaus häufige Anwendung bei inneren Ölkuren, Augenbädern, chronischen Hautkrankheiten und zur Wundbehandlung. Wie Ghee hergestellt wird, ist auf Seite 214 zu lesen.

Ganz individuell: die Dosierung

Der therapeutische Ansatz des Ayurveda macht starre Vorschriften zur Dosierung hinfällig. Wie viel von einem Medikament jeweils erforderlich ist, variiert von Patient zu Patient – abhängig von seiner Krankheit, dem Zustand seines Verdauungstraktes, seinem Alter und seiner Widerstandskraft. Auch die klimatischen Bedingungen und die Jahreszeit werden bei der Festlegung der Dosis mitberücksichtigt. Mitunter werden auch ganz spezifische Dosierungen gewählt, wie beispielsweise bei Rasayana: Zunächst wird die Dosis für eine bestimmte Zeitdauer täglich erhöht, anschließend über dieselbe Periode hinweg täglich wieder reduziert.

Fermentierte Präparate

Hier sind vor allem die ayurvedischen Kräuterweine, Asava und Arishta, von Bedeutung. Für diese werden frische und getrocknete Kräuter, Mineralien, Honig, Melasse oder Zucker mit Wasser angesetzt und 45 Tage lang bei kontrollierter Temperatur stehen gelassen. Sobald der Fermentierungsprozess abgeschlossen ist, wird der Wein gefiltert und in Flaschen gefüllt. Die ayurvedischen Kräuterweine sind praktisch unbeschränkt haltbar und verlieren dabei ihre Wirkung nicht. Diese erhöht sich vielmehr – nicht umsonst wird alter Kräuterwein frischem vorgezogen. Neben der langen Haltbarkeit haben Kräuterweine den Vorteil, dass ihre Wirkung rasch einsetzt. Zudem sind sie unkompliziert in der Anwendung: Sie werden eine halbe Stunde nach der Mahlzeit mit Wasser eingenommen. Anstelle eines Kräuterbitters…

Konfekte

Diese Präparate, Awaleha genannt, bestehen in der Regel aus einem wässrigen Dekokt, Pulver oder Pasten bestimmter Heilpflanzen, Ghee oder Öl und, ganz klar, einer Menge Süßem: Zucker, Kandiszucker, Jaggery (eingedickter Zuckerrohrsaft) oder Honig. Die süßen Medizinen werden generell vor den Mahlzeiten eingenommen. Wer eine schwache Verdauung hat, sollte sie während des Essens nehmen.

Pillen

Ayurvedische Pillen, Gutika, werden aus pflanzlichen, tierischen und mineralischen Pasten hergestellt – und zwar handgerollt. So kann die Größe exakt der gewünschten Dosierung der Arznei angepasst werden. Vor der Einnahme muss man die Pille mit Hilfe eines Mörsers zu feinem Pulver verreiben.

Heimisches bevorzugen

Ayurveda empfiehlt, dass wir sowohl bei der täglichen Nahrung als auch bei der Zubereitung von Heilmischungen und Pflegemitteln aus dem Angebot der uns umgebenden Natur schöpfen. Pflanzliche Erzeugnisse aus der heimischen Region sind in dem Klima gewachsen, in dem man selbst lebt, und daher bereits von Kindheit an bekannt. Das Immun- und Verdauungssystem ist an sie gewöhnt, sodass sie in der Regel auch gut verträglich sind.

Gutika sind über zwei Jahre hinweg haltbar. Häufig wird ihnen Zucker untergemischt, um ihre Haltbarkeit weiter zu erhöhen.

Diätetische Maßnahmen

Die Ernährung nimmt, beim Gesunden wie beim Kranken, im Ayurveda eine bedeutende Rolle ein. Gesundheitsstörungen werden durch die richtige Auswahl der Nahrungsmittel und Gewürze kuriert und das Essen den Jahreszeiten angepasst. Denn die Nahrung, die wir zu uns nehmen, beeinflusst nicht nur unseren Organismus, sondern auch unsere geistige und körperliche Aktivität. Somit steht sie in direktem Zusammenhang mit unserer allgemeinen Ausgeglichenheit und folglich mit unserer Gesundheit.

Angesichts der großen Bedeutung, die die Ernährung in der ayurvedischen Medizin hat, ist ihr ein eigenes Kapitel gewidmet (S. 197).

Rasayana

„Die verjüngenden Maßnahmen, die Rasayana, wirken wie der Nektar der Unsterblichkeit und helfen selbst den Göttern. (...) Sie fördern die Gesundheit, erhalten jung, (...) beseitigen sowohl körperliche wie psychische Schwäche."

Aus der Caraka Samhita

Die wörtliche Übersetzung des Sanskrit-Begriffes „Rasayana" verdeutlicht bereits die Wirkung, die diese traditionellen Heilpflanzenzubereitungen nach ayurvedischer Auffassung besitzen. Rasa, als Zellplasma das erste Körpergewebe (S. 36), gilt als Grundsubstanz aller unserer Körpergewebe. Der Lymphflüssigkeit und dem Blut vergleichbar zirkuliert es im gesamten Körper und führt allen Organen und Geweben Nährstoffe zu. Ayana bedeutet „im Fluss, in Bewegung halten". Die Verbindung der beiden Wörter steht demnach für „Rasa in Fluss, in Bewegung halten".

Und in der Tat: Rasayana fördern den Fluss unserer Lebensenergien und helfen, unsere körperlichen wie geistigen Funktionen aufrechtzuerhalten. Sie werden daher zur allgemeinen Steigerung der Leistungsfähigkeit, zur Regeneration und zur Stärkung der Abwehrkraft sowie zur Vorbeugung verordnet.

Die meisten Rasayana bestehen aus komplexen Verbindungen verschiedener Heilkräuter und Mineralien, die nach aufwendigen Verfahren hergestellt werden. Ihre umfangreichen Wirkungen beruhen auf der Synergie, dem Zusammenspiel, mehrerer Substanzen: Diese verstärken und ergänzen sich gegenseitig in ihren therapeutischen Effekten, da sie an unterschiedlichen Stellen im Körper angreifen. Damit vergrößern sich das Wirkspektrum und die Zahl jener Reaktionen im Körper, die zur Heilung beitragen.

Arzneien zum Essen

Unter den Rasayana mit umfassenden Wirkungen auf die Gesundheit finden sich auch einige Nahrungsmittel – so unter anderem Ghee, Honig und Milch. Bei Ghee handelt es sich um gereinigte Butter, die jedoch nicht wie hierzulande üblich aus Milch, sondern aus Joghurt hergestellt wird. Joghurt hat einen bakteriellen Gärungsprozess durchlaufen, der die aus ihm gewonnene Butter maßgeblich in ihren Qualitäten beeinflusst. So lässt sich Ghee aus „Joghurt-Butter" über Jahrzehnte aufbewahren, ohne ranzig zu werden – und das im heißen Indien... Ghee besitzt umfassende Heilwirkungen, je älter desto ausgeprägter: Es reguliert die Doshas, stärkt Verdauung und Immunsystem, regeneriert, fördert geistige Leistungskraft sowie Konzentration und wird seit alters zur Stärkung der Fruchtbarkeit empfohlen.

Die beiden anderen natürlichen Rasayana, Milch und Honig, gelten auch bei uns seit undenklichen Zeiten als wertvolles Nahrungsmittel und universell anwendbare Arzneien. Man denke an die zahllosen Rezepturen mit Honig, derer sich die Heilkundigen des Alten Ägypten bedienten. Nicht umsonst wird den Kindern Israels im Alten Testament als neue Heimat ein Land verheißen, in dem „Milch und Honig fließen".

Mehr zu den angesprochenen Rasayana Ghee, Milch und Honig finden Sie im Kapitel „Typgerecht richtig gesund essen", in dem es um die richtige Ernährung geht (ab S. 197). Hier werden auch viele weitere Mitglieder der ayurvedischen Küchenapotheke vorgestellt.

Panchakarma

„Es gibt zwei wesentliche Therapieformen: reinigende und lindernde."

Aus der Ashtanga Hridaya Sutrasthana

Ziel jeder Behandlung im Ayurveda ist es, die Harmonie zwischen den Doshas zu erhalten oder wiederherzustellen. Nach der ayurvedischen Lehre kann eine Therapie jedoch nur dann erfolgreich sein, wenn vorab Stoffwechseltoxine aus unserem Körper herausgeleitet werden. Die dazu erforderlichen Reinigungsmaßnahmen, der Ayurveda nennt sie Panchakarma, werden Sie im nächsten Kapitel ganz genau kennenlernen.

Unter dem Begriff Panchakarma versteht man eine spezifische ayurvedische Reinigungstherapie, die den Körper von schädlichen Ablagerungen befreit und das Gleichgewicht der Doshas und damit auch das geistig-seelisch-körperliche Gleichgewicht wiederherstellt. Sie dient sowohl unserer Regeneration als auch der Umstimmung bei chronischen Erkrankungen.

Gesunde Lebensführung

Darüber hinaus schenken die Behandlungen des Ayurveda auch anderen Bereichen große Beachtung. So stellen sie beispielsweise verschiedene Regeln zur Hygiene und Körperpflege auf, geben uns aber auch Empfehlungen zur Gestaltung des Tagesablaufs. Denn Ayurveda ist stets darum bemüht, zur Vorbeugung wie zur Behandlung, den natürlichen Rhythmen gemäß zu leben und zu handeln. Ein weiterer Eckpfeiler gesunder Lebensführung im Sinne der traditionellen indischen Medizin ist die regelmäßige körperliche Bewegung.

Yoga

Yoga ist auf das Engste mit der indischen Philosophie und Geschichte verbunden und spielt demgemäß auch eine wichtige Rolle in der traditionellen Medizin des Subkontinents.

Der Begriff Yoga taucht bereits in den alten vedischen Schriften auf: Die Yoga-Sutras stammen aus der Zeit von 200 v. Chr. bis 400 n. Chr. und haben ihre Wurzeln im Hinduismus. Im Laufe der Jahrhunderte entwickelten sich die heute bekannten Yoga-Techniken. Sie verfolgen alle das gleiche Ziel: Eine höhere Bewusstseinsstufe – die Erleuchtung – zu erlangen. Dies gelingt, indem der Geist zur Ruhe gebracht wird: durch das „Zügeln des ewig unruhigen Geistes". Dies besagt auch der Sanskrit-Ausdruck „yui", von dem der Begriff Yoga abstammt und der übersetzt „zügeln" bedeutet.

Die älteste Körperpflege der Welt

Die wohl bekannteste und am häufigsten praktizierte Form des Yoga ist der Hatha-Yoga. Er gilt als älteste Körperpflege der Welt, denn dessen verschiedene Körperstellungen, die Asanas (übersetzt „gute Stellungen"), sind sowohl in gesunden wie in kranken Tagen, zur Vorbeugung wie auch zur gezielten Behandlung äußerst wirksam. Yoga gleicht unsere körperlichen wie seelischen und geistigen Energien aus, reichert das Blut mit Sauerstoff an und stärkt das Immunsystem. Zudem schulen die Übungen das Körperbewusstsein, aktivieren innere Organe, Gehirn, Nerven- wie Hormonsystem und beschleunigen Entschlackung sowie Entgiftung des Organismus. Nicht zuletzt machen sie unsere Sehnen und Gelenke beweglicher sowie den Übenden insgesamt sensibler, aufnahmefähiger und konzentrierter.

Wichtig zu wissen

→ Yoga hat nichts mit Kraft oder Leistung zu tun. Bei den einzelnen Asanas handelt es sich dementsprechend nicht um „Kraftakte", denn sie wirken durch sich selbst. Also bitte versuchen Sie auch nie, beim Üben etwas zu erzwingen.

→ Ebenso wenig wie mit Kraft hat Yoga mit Schnelligkeit zu tun. Ein langsamer Bewegungsablauf ist für die Wirkung der Übungen unerlässlich. Steht einmal weniger Zeit zum Üben zur Verfügung, lassen Sie besser einige Asanas aus, bevor Sie alle beschleunigen.

→ Die Aufmerksamkeit sollte auf den Körperteil gerichtet sein, auf den die jeweilige Übung abzielt. An dieser Stelle verspürt man meist einen leichten Zug.

→ Zwischen zwei verschiedenen Stellungen sollten Sie sich einige Sekunden ausruhen und alle Muskeln, auch die im Gesicht, entspannen.

→ Gut ist es, jeden Zyklus von Yoga-Übungen mit der Entspannungshaltung (S. 109) zu beenden.

Nachfolgend sind einige Yoga-Übungen beschrieben, die Ihnen auch als Anfänger in dieser „hohen Kunst" gut gelingen. Lassen Sie sich nicht entmutigen, wenn eine Stellung mal nicht so klappt. Durch regelmäßiges Üben werden Ihnen die Asanas nach und nach vertrauter.

Anfänglich können leichte Muskel- oder Gliederschmerzen auftreten. Das kommt daher, dass Sie jetzt wieder Muskeln und Sehnen beanspruchen, die seit Jahren nicht mehr so richtig bewegt wurden. Dieses Problem gibt sich jedoch bereits nach kurzer Zeit.

Baum

→ Stehen Sie aufrecht, belasten Sie beide Beine gleichmäßig und drücken Sie Ihre Knie durch.

→ Nun drücken Sie die rechte Fußsohle gegen den inneren linken Oberschenkel oder das Knie, führen beide Arme

Die besten „Rahmenbedingungen"

Die Asanas sollten Sie in einem ruhigen, gut gelüfteten Raum (Vorsicht vor Zugluft) oder, wenn es die Jahreszeit erlaubt, draußen in der Natur durchführen. Tragen Sie dazu leichte, bequeme Kleidung aus natürlichen Materialien, wie Seide, Leinen oder Baumwolle. Zum Üben benötigen Sie eine nicht zu dicke und weiche Unterlage – am besten ist eine spezielle Yoga-Matte. Da ein voller Magen den Yoga-Übungen belastend im Weg steht, sollten zwischen ihnen und der letzten Mahlzeit mindestens zwei Stunden liegen. Auch heiße Getränke sind in den beiden Stunden vor dem Yoga zu vermeiden. Frauen sollten zudem während der ersten beiden Tage ihrer Periode keine Asanas durchführen.

über den Ohren gestreckt nach oben und legen Ihre Handflächen gegeneinander.

→ Suchen Sie sich mit den Augen einen Fixpunkt in einigem Abstand vor Ihrem Körper. Atmen Sie langsam und ruhig ein und aus und halten Sie das Standbein sowie den Rücken gestreckt.

→ Zum Abschluss öffnen Sie zunächst die Handflächen (Energie aufnehmen), führen dann die Arme mit den Handflächen nach unten seitwärts zum Körper nach unten und stellen dabei das angewinkelte Bein auf den Boden.

→ Dasselbe wiederholen Sie nun zur anderen Seite, also mit dem anderen Bein.

→ Danach führen Sie die aneinandergelegten Hände vor dem Körper bis zum Unterleib (Energie nach unten leiten) und stehen dann wieder auf Ihren beiden Beinen.

Schulterstand – Sarvangasana

Er stimuliert und belebt das gesamte Drüsensystem, gleicht hormonell aus – allen voran die Funktion der Schilddrüse – und lindert zudem Verspannungen.

→ Legen Sie sich auf den Rücken, heben Sie die gestreckten Beine hoch in die Luft und stützen Sie dabei den Rücken mit den Händen ab; tief ein- und ausatmen.

→ Nach einer Weile grätschen Sie Ihre Beine für einige Atemzüge. Dann führen Sie die Beine wieder zusammen und kreisen mit den Füßen mehrmals nach außen und dann nach innen.

→ Strecken Sie die Füße abschließend noch einmal hoch in die Luft und senken dann Ihre Beine gestreckt langsam zum Boden ab.

→ Ruhen Sie ein bis zwei Minuten aus, bevor Sie die nächste Übung beginnen.

Pflug – Halasana

Diese Stellung stärkt und entspannt Rücken, Nacken und Schultern, verbessert Ihre Durchblutung und verleiht Ihrer Wirbelsäule mehr Spannkraft.

→ Legen Sie sich auf den Rücken. Dann heben Sie beide Beine gestreckt an und führen Sie über den Kopf hinweg nach hinten.

→ Legen Sie die beiden Beine gestreckt hinter dem Kopf ab. Versuchen Sie dabei, mit den Zehenspitzen den Boden zu berühren. Die Arme liegen mit den Handflächen nach unten auf dem Boden.

→ In dieser Stellung verweilen Sie einige tiefe Atemzüge lang und geben dann Ihre Arme nach hinten zu den Füßen. Ihre Handflächen sind dabei oben.

→ Dann führen Sie die Arme wieder nach vorn auf den Boden und lassen sich nun langsam, Wirbel für Wirbel, abrollen. Sobald Ihr Po den Boden berührt, strecken Sie nochmals die Beine und lassen sie langsam zum Boden absenken.

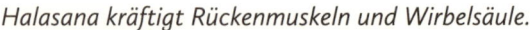

Halasana kräftigt Rückenmuskeln und Wirbelsäule.

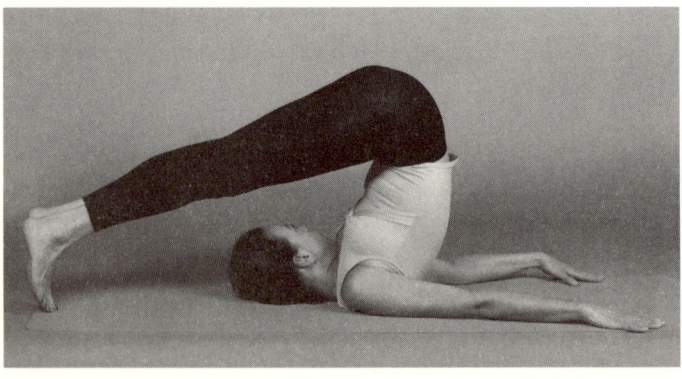

Beckenhebung

Sie stärkt Gesäß, Becken, Bauch und Oberschenkel, aber vor allem Ihre Wirbelsäule.

→ Gehen Sie in die Rückenlage. Ziehen Sie beide Beine an, stellen Sie die Füße auf und legen Sie die Handflächen nach unten.

→ Heben Sie beim Einatmen nun das Becken vom Boden ab – langsam Wirbel für Wirbel von unten nach oben bis zu den Schultern.

→ Beim Ausatmen legen Sie Ihren Rücken von oben nach unten Wirbel für Wirbel wieder auf den Boden, zum Schluss das Becken.

→ Diese Übung wiederholen Sie einige Male.

→ Zum Abschluss halten Sie Ihr Becken oben und schieben die Füße zurück in Richtung Gesäß, so dass Sie mit den Händen je eine Ferse oder Fessel fassen können.

→ Dabei drücken Sie das Becken noch etwas mehr nach oben und verweilen in dieser Stellung einige tiefe Atemzüge lang.

Schaukelstuhl

Diese Übung massiert und belebt Ihren Rücken. Der Druck auf die Schultermuskeln wirkt zudem entkrampfend, und Ihr Nacken wird gedehnt.

→ Setzen Sie sich auf den Boden, ziehen Sie Ihre Knie zu sich heran und umfassen Sie sie mit den Händen.

→ Beim Einatmen rollen Sie sich langsam über den Rücken nach hinten bis in den Nacken ab. Beim Ausatmen kommen Sie wieder hoch.

→ Je lockerer Sie dabei sind, desto schwungvoller können Sie die Übung ausführen. Wiederholen Sie die Übung einige Male.

Fersensitz

Öffnet den Brustraum und trainiert Ihre Rücken- sowie Gesäßmuskulatur.

→ Setzen Sie sich auf Ihre Fersen.

→ Beim Einatmen richten Sie den Oberkörper auf, strecken Ihre Arme nach oben und hinten und legen dabei Ihren Kopf in den Nacken. Ihr Po ist angespannt.

→ Jetzt holen Sie die Arme wieder zurück, senken sie über Kreuz vor der Brust herab (Selbstumarmung) und sinken beim Ausatmen zurück auf die Fersen.

→ Diese Übung wiederholen Sie mehrmals.

Gefaltetes Blatt

Eine der wirkungsvollsten Yoga-Übungen, um Ihren gesamten Rücken zu entspannen.

→ Knien Sie sich auf den Boden. Sinken Sie dann mit dem Oberkörper auf die Oberschenkel, halten dabei die Knie zusammen und legen Ihre Stirn auf dem Boden ab.

Eine Wohltat, nicht nur für den Rücken.

→ Ihre Arme liegen locker an Ihren beiden Körperseiten mit den Handrücken auf dem Boden.

→ Lassen Sie Ihre Schultern locker und atmen Sie bewusst tief in den Rücken hinein.

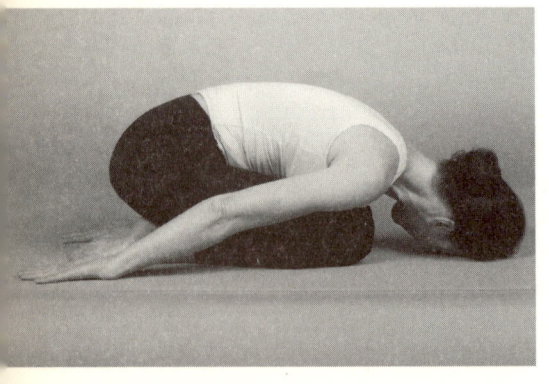

Zange

Sie verbessert die Blutzirkulation in Ihren inneren Organen und hilft, Fett in der Bauchgegend abzubauen. Darüber
hinaus beugt und dehnt diese Yoga-Übung Ihre Wirbelsäule
maximal.

→ Setzen Sie sich mit durchgestreckten Beinen aufrecht auf
den Boden. Beim Einatmen heben Sie beide Arme.
→ Dann strecken Sie sich aus der Hüfte heraus lang nach
oben und führen beim Ausatmen die Hände zu den Füßen.
→ Nun versuchen Sie, sich mit den Fingerspitzen an den
Zehen festzuhalten und mit Ihrer Stirn die Knie zu berüh-
ren.
→ In dieser Position atmen Sie mehrmals kräftig ein und aus.
→ Nun legen Sie die Handflächen neben Ihre Füße und schie-
ben sich langsam mit den Händen hoch – so lange, bis die
Hände neben Ihrem Gesäß angelangt sind. Zum Schluss
richten Sie den Kopf auf.

Fisch

Er öffnet den Brustkorb und regt Ihr Lymphsystem an.

→ Legen Sie sich rücklings auf den Boden.
→ Schieben Sie dann nacheinander jeweils eine Hand mit
dem Rücken nach unten unter Ihr Gesäß.
→ Dann stützen Sie sich zunächst auf den rechten und dann
auf den linken Ellbogen ab.
→ Nun berühren Sie mit Ihrem Scheitel den Boden, öffnen
dabei den Mund und atmen kräftig ein und aus.
→ Nehmen Sie die Hände dann unter Ihrem Gesäß hervor,
atmen kräftig ein und drücken das Kinn beim Ausatmen
einmal runter zur Brust.
→ Abschließend legen Sie sich entspannt auf den Rücken,
halten Ihren Kopf gerade und spüren der Dehnung nach.

Kobra – Bhujangasana

Bhujangasana stärkt Ihre Bauch- und Rückenmuskulatur, macht die Wirbelsäule geschmeidiger und unterstützt die inneren Organe. Zudem hilft diese Yoga-Übung Bauchfett, Verstopfungen und Blähungen zu beseitigen. Durch die Stimulation der Nerven im Rückenmark erhöht sich zugleich die Körpertemperatur, und Ihre sexuelle Energie wird gefördert.

→ Kommen Sie in die Bauchlage und legen Sie Ihre Handflächen neben den Schultern auf. Ihre Stirn liegt dabei auf dem Boden, Ihre Füße sind flach ausgestreckt.

→ Nun atmen Sie ein und heben Kopf sowie Oberkörper bis zum Becken an. Dann ausatmen und wieder mit der Stirn auf den Boden zurückkommen.

→ Wieder einatmen, jetzt aber nur den Kopf heben und bis in den Nacken zurück dehnen. Ausatmen und die Stirn wieder auf den Boden legen.

→ Wiederholen Sie dies dreimal.

Die Schlange war hier zu Recht der Namensgeber.

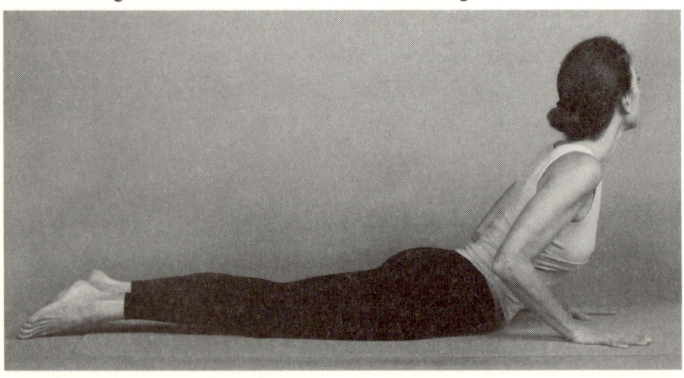

Drehsitz – Nakrasana

Diese Yoga-Stellung verstärkt die Durchblutung Ihrer Unterleibsorgane und lockert Spannungen in den Schultern sowie im oberen Rückenbereich. Darüber hinaus strafft sie Ihre Haut und stimuliert Leber und Nieren.

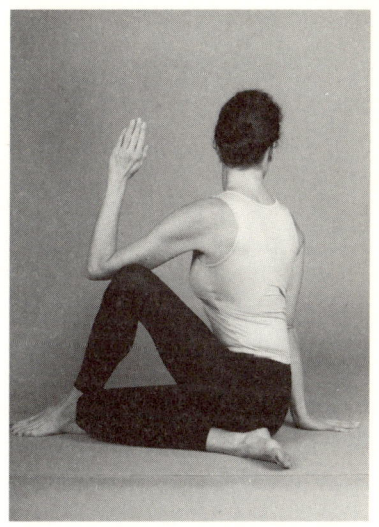

Leichter, als es aussieht!

→ Setzen Sie sich auf den Boden. Beide Beine sind nach vorn gestreckt. Jetzt ziehen Sie das rechte Bein an und setzen dabei den rechten Fuß an die Außenseite des linken Knies.

→ Führen Sie dann den linken Arm an der Außenseite des rechten angezogenen Beins vorbei. Ihre linke Hand umfasst das linke Knie oder die linke Ferse.

→ Mit dem linken Arm als „Hebel" drücken Sie nun Ihren aufgerichteten Oberkörper und Kopf so weit wie möglich nach rechts. Den rechten Arm verwenden Sie dabei als Stütze oder legen ihn angewinkelt an Ihren Rücken.

→ So verweilen Sie für fünf bis zehn Atemzüge. Dann kehren Sie wieder langsam in die Ausgangsstellung zurück, indem Sie die einzelnen Schritte nochmals „rückwärts" ausführen.

→ Im Anschluss wiederholen Sie diese Übung noch einmal, jetzt jedoch spiegelverkehrt: also das linke Bein anziehen und den rechten Arm an der Außenseite des linken Knies vorbeiführen.

Vorwärtsbeuge im Stehen

Stärkt und dehnt Ihre Muskeln am Rücken und an den Oberschenkeln.

→ Stehen Sie aufrecht und stellen Sie Ihre Füße in Hüftbreite gerade nebeneinander. Das Gewicht ruht auf Ihren beiden Füßen.

→ Legen Sie die Hände aneinander, fassen Sie dabei leicht den Daumen einer Hand und strecken Sie beide Arme nach vorn und oben über den Kopf.

→ Dann beugen Sie sich beim Ausatmen mit gestreckter Wirbelsäule und gestreckten Armen zum Boden. Ihre Arme und Ihr Kopf sind in diese Bewegung eingebunden.

→ Die Knie bleiben locker, werden aber nicht gebeugt. Es ist nicht entscheidend, dass Sie den Boden berühren. Die Wirkung dieses Asana entfaltet sich durch die wohltuende Ruhestellung in der entspannten Endposition.

→ Wenn Sie schon beweglich genug sind, nähern Sie Ihr Gesicht den Knien und lassen Ihre Hände flach den Fußboden berühren.

→ Bleiben Sie einige Atemzüge lang in dieser Stellung. Beim Einatmen heben Sie die Arme vom oberen Rückenbereich aus an, während Sie den Oberkörper nach vorn und aufwärts öffnen.

→ Richten Sie sich dann vollständig auf, die Arme über den Kopf gestreckt.

→ Dann atmen Sie aus und lassen Ihre Arme seitlich herabsinken.

Suryanamaskar – der „Sonnengruß"

Der gläubige Hindu, so wollen es Brauch und Religion, verneigt sich jeden Morgen vor der Sonne und dankt für ihre Leben spendenden Strahlen. Aus diesem religiösen Brauchtum entstand Suryanamaskar, der Sonnengruß.

Die ayurvedische Körperübung setzt sich aus zwölf Stellungen, den sogenannten Asanas, zusammen. Man führt sie am besten morgens nach dem Aufstehen vor dem offenen Fenster durch oder wenn möglich auf dem Balkon, der Terrasse oder im Garten. So erhalten Sie viel frischen Sauerstoff, bringen Ihren Kreislauf in Schwung, beflügeln Ihr Gehirn, das gleich gut durchblutet wird, und helfen Ihrem Körper dabei, Ama (S. 208) abzubauen.

Die wohltuenden und kräftigenden Wirkungen von Suryanamaskar zeigen sich bereits nach dem ersten Üben: Alle Muskeln werden gestärkt und gestreckt; Wirbelsäule und Gelenke beweglicher; die inneren Organe angeregt und massiert; der Blutkreislauf in Schwung gebracht und das Blut selbst durch die tiefe Atmung beim Üben gereinigt. Wenn er regelmäßig durchgeführt wird, macht Sie der Sonnengruß gelenkiger, belastbarer und anmutiger. Schon nach einer Woche werden Sie feststellen, dass Ihnen ohne Ihren täglichen Sonnengruß etwas fehlt.

Ein Sonnengruß-Zyklus dauert etwa zwei Minuten und sollte von einem Durchgang langsam auf sechs Durchgänge gesteigert werden. Die einzelnen Übungen sind so aufeinander abgestimmt, dass Sie sich auf gar keinen Fall dabei überanstrengen können. Wenn Sie jeden Morgen mit dem Suryanamaskar beginnen, werden Sie zudem feststellen, dass Ihre Muskelkapazität und Ihre Kondition zunimmt. Wichtig ist, dass Sie bei allen Übungen, die gleichsam fließend ineinander übergehen, ruhig und entspannt atmen. Beim Einatmen hebt sich Ihre Bauchdecke, beim Ausatmen senkt sie sich. Achten Sie darauf, dass Sie nicht in die Brustatmung verfallen, denn dann werden Ihr Körper und Ihr Gehirn weniger gut durchblutet. Vielleicht hilft Ihnen zur richtigen Atmung auch diese Regel: Sobald Sie die Wirbelsäule strecken, sich aufrichten oder vollständig ausstrecken, atmen Sie ein. Fühlen Sie dabei, wie sich Ihr Zwerchfell nach vorn wölbt. Wenn Sie sich bücken, den Körper beugen oder die Wirbelsäule krümmen, atmen Sie aus. Ihr Bauch ist dann wieder ganz flach.

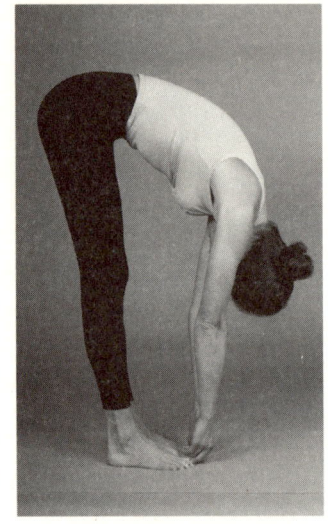

Die Stellung „Fußfassen"
beim Sonnengruß.

❶ Grußstellung: Stehen Sie aufrecht, falten Sie die Hände vor dem Brustbein und lassen Sie die Füße nebeneinander gestellt. Atmen Sie entspannt ein und aus.

❷ Arme heben: Während des Einatmens heben Sie langsam beide Arme über den Kopf. Dabei dehnen Sie den Oberkörper, biegen die Wirbelsäule nach hinten und wenden das Gesicht aufwärts.

❸ Fußfassen: Beugen Sie sich langsam nach vorn. Versuchen Sie, bei durchgedrückten Knien mit Ihren Fingerspitzen den Boden zu erreichen. Die Knie bleiben entspannt. Keine Sorge: Bei regelmäßiger Übung nimmt Ihre Beweglichkeit und Gelenkigkeit in den Beinen und in der Wirbelsäule zu.

❹ Reiterstellung: Nun machen Sie einen weiten Grätsch-schritt nach hinten. Das rechte Bein ist dabei gestreckt, das linke angewinkelt. Ihre Hände stützen Sie vor dem abgewinkelten Bein parallel zueinander auf den Boden. Ihr Kopf ist gesenkt. Wippen Sie in dieser Stellung leicht nach oben und unten.

❺ Bergstellung: Sie stützen sich weiter mit den Händen auf dem Boden auf. Strecken Sie nun das eben angewinkelte Bein auch in einem Grätschschritt nach hinten aus und recken Sie Ihr Becken weit nach oben. Ihr Gesicht blickt dabei in Richtung Ihrer Knie. Die Fersen auf den Boden stemmen und die Rückseite der Beine durchstrecken. Der Körper bildet so zwischen Becken und Händen einerseits und Becken und Füßen andererseits ein umgekehrtes V.

❻ Acht-Punkte-Stellung: Berühren Sie jetzt behutsam mit beiden Knien den Boden und senken Sie Ihren Körper lang-sam in gestreckter Haltung – bis Ihre Brust und Ihr Kinn ebenfalls den Boden berühren. An acht Punkten – beide Füße, beide Knie, Brust, beide Hände und Kinn – berührt Ihr Körper nun den Boden. Kurz in dieser Stellung verhar-ren und dann zur nächsten übergehen.

❼ Kobra-Stellung: Dehnen Sie beim Einatmen den Brust-korb und heben Sie Kopf sowie Brust nach oben. Wäh-renddessen pressen Sie die Hände auf den Boden. Die Ellbogen halten Sie nahe am Körper und strecken die Wirbelsäule. Ziehen Sie beide Schultern nach unten und dehnen den Schulterbereich. Dann auch den Brustkorb dehnen. Auch der obere Rücken sollte sich weiten und dehnen.

❽ Bergstellung: Wiederholen Sie die Bergstellung (5) nun noch einmal. Dabei heben Sie beim Ausatmen Gesäß und Hüften an, drücken die Hände auf den Boden und entspannen die Wirbelsäule schräg nach oben. Die Fersen stemmen Sie fest in den Boden und strecken die Rückseite Ihrer Beine. Dabei Kopf und Hals entspannen.

❾ Reiterstellung: Nun geht es auch wieder in die Stellung 4: Atmen Sie ein und stellen Sie das rechte Bein angewinkelt nach vorn zwischen die Arme. Das linke Bein bleibt nach hinten gestreckt, das linke Knie ruht flach auf dem Boden. Ihr rechtes Bein sollte so gebeugt sein, dass Ihr Fuß flach auf dem Boden steht. Die Wirbelsäule und den Brustkorb schräg nach oben dehnen. Geradeaus sehen und dabei Kopf und Nacken nach oben strecken.

❿ Fußfassen: Die Stellung 3 wiederholen Sie nun ebenfalls. Beim Ausatmen bringen Sie das linke Bein nach vorn und heben dabei langsam das Gesäß nach oben, bis beide Beine und die gesamte Wirbelsäule gestreckt sind. Ihre Arme und Ihr Kopf bilden mit der Wirbelsäule eine Linie. Beide Hände liegen flach auf dem Boden. Die Knie entspannen und nach Belieben beugen.

⓫ Armheben: Wiederholen Sie jetzt Stellung 2 und heben Sie beim Einatmen die Arme vom oberen Rückenbereich her, während Sie den Brustkorb nach oben strecken. Diese Bewegung sollte nicht vom Kopf oder Hals ausgehen. Den Brustkorb dehnen, während sich die Arme über den Kopf hinausstrecken. Ihre Wirbelsäule sollten Sie wieder nach hinten neigen – allerdings nur so weit, wie es Ihnen angenehm ist. Das Gesicht richten Sie wieder nach oben.

⑫ Grußstellung: Beenden Sie den Sonnengruß, wie Sie ihn begonnen haben, mit Übung 1 in aufrechter Haltung und vor dem Brustbein gekreuzten Händen. Bleiben Sie noch einige Atemzüge lang so stehen und beginnen Sie dann, wenn Sie möchten, den zweiten Zyklus.

Nachdem Sie den Sonnengruß mehrmals wiederholt haben, legen Sie sich hin, strecken die Wirbelsäule und lassen Ihren Körper vollständig entspannen. So ein bis zwei Minuten lang ruhen, wobei der Atem frei und leicht fließen sollte.

Atmen ist Leben

Im Sanskrit, der klassischen indischen Hochsprache, gibt es für „Atem" wie für „Leben" das gleiche Wort: „Prana". Prana bedeutet so viel wie „Lebensodem", womit der große Einfluss einer richtigen und bewussten Atmung auf unsere Gesundheit bereits ausgedrückt ist. Durch richtiges Atmen verbessert sich die Zellatmung, der Stoffwechsel normalisiert sich, und alle Körperfunktionen werden angeregt. Weitere Effekte richtigen Atmens sind erhöhte Konzentrationsfähigkeit, ausgeglicheneres Seelenleben und innere Ruhe – Stresszustände und nervös bedingte Anspannungen verringern sich.

Entscheidend ist beim richtigen Atmen vor allem das tiefe Ein- und Ausatmen. Denn nur so werden alle unsere Lungenbläschen frei, um beim nächsten Atemzug wieder genügend neuen Sauerstoff aufnehmen zu können.

Das ausgeglichene Atmen: Pranayama

Pranayama (Sanskrit, Prana: Atem, Lebenskraft, Energie; Yama: Regelung) ist eine einfache ayurvedische Atemübung, die Sie beruhigt und harmonisiert. Sie schafft zudem einen Ausgleich zwischen Ihrer linken und rechten Gehirnhälfte und koordiniert so die unterschiedlichen Funktionen von Körper und Geist. Denn der Atemstrom durch die beiden Nasenöffnungen regelt Bereiche, die der linken und der rechten Körperseite sowie den gegenseitigen Gehirnhälften zugeordnet sind.

Pranayama lässt sich auch wunderbar zur Aufmunterung nutzen, wenn Sie zwischendurch mal einen „toten Punkt" haben und sich schnell wieder wach und fit fühlen wollen. Zudem ist es eine schnell wirksame Hilfe gegen Kopfschmerzen.

→ Setzen Sie sich bequem auf einen Stuhl oder im Schneidersitz auf den Boden. Atmen Sie mehrmals hintereinander ruhig ein und aus.

→ Versuchen Sie stets, Kopf und Rücken möglichst gerade zu halten – Kopf, Schultern und Hüften sollten eine Linie bilden.

→ Nun verschließen Sie mit dem rechten Daumen das rechte Nasenloch und atmen langsam durch das linke Nasenloch ein. Wenn Sie eingeatmet haben, verschließen Sie das linke Nasenloch mit dem Ringfinger, öffnen das rechte Nasenloch wieder und atmen langsam aus.

→ Jetzt wieder durch das rechte Nasenloch einatmen. Danach mit dem Daumen das rechte Nasenloch verschließen, das linke wieder öffnen und durch dieses ausatmen.

→ Diesen Zyklus – links einatmen, rechts ausatmen und rechts einatmen, links ausatmen – wiederholen Sie insgesamt viermal.

→ Mit ein wenig Übung können Sie die Anzahl der Zyklen langsam jeweils um zwei Zyklen bis zu 16 steigern.

Meditation

„Der Berufene hält nicht fest, so verliert er nichts... Er wünscht sich Wunschlosigkeit."

Laotse, 4. Jahrhundert v. Chr.

Eine weitere wichtige Komponente im ayurvedischen Therapiekanon ist die Meditation. Als im 6. Jahrhundert vor der Zeitenwende in Indien der Hinduismus entstand, entwickelte sich auch die Lehre, durch Selbsterkenntnis und Bewusstseinserweiterung zur Harmonie zwischen Geist, Seele und Körper zu finden. Diese Selbstversenkung ist Meditation (von lat.: meditari – sinnen, in sich gehen).

Streng genommen bedeutet Meditation nichts anderes als Lebenshaltung. Diese ist nicht nur auf den Zeitraum des Meditierens beschränkt, sondern sollte sich auf unsere gesamte Lebensweise ausdehnen. An der angestrebten Lebenseinstellung sollten stets Verstand, Gefühl und Wachsamkeit in gleichem Maße beteiligt sein. Nichts davon soll überwiegen, weder ein verstandesorientiertes Analysieren der Welt noch spontan aufbrechende Emotionen. Der Yogi sucht vielmehr geistiges Erkennen und ein tiefes Erleben seiner selbst: Meditation ist der uralte Weg, Erfahrungen durch die Wendung nach innen zu sammeln. Dieser Weg zum Selbst verschafft uns innere Ruhe und Gelassenheit gegenüber der Außenwelt.

Im Folgenden finden Sie zwei ayurvedische Übungen, die in einem gut gelüfteten und nicht zu hell beleuchteten Raum durchgeführt werden sollten: Je ruhiger und harmonischer die Umgebung ist, desto besser sind die Voraussetzungen, zur Ruhe zu finden. Gegen kalte Füße durch längere Bewegungslosigkeit empfehlen sich prophylaktisch Wollsocken.

Der „Klassiker"

Die klassische Stellung, an die viele beim Stichwort „Meditation" denken, ist der Lotussitz. Auf geistiger Ebene vermitteln die verschränkt auf dem Boden liegenden Beine ein Gefühl des Wurzelns in der Erde. Die aufrechte Haltung der Wirbelsäule fördert die geistige Wachheit und die Konzentrationsfähigkeit. Nach längerem Verweilen im Lotussitz vertieft sich die Atmung, und die Gedanken kommen zur Ruhe.

Die Lotus-Stellung ist allerdings ohne Übung nicht so ganz einfach einzunehmen. Eine Alternative dazu bietet Ihnen der halbe Lotussitz, Ardha Padmasana.

→ Setzen Sie sich im Schneidersitz auf den Boden.
→ Nun nehmen Sie mit beiden Händen den rechten oder linken Fuß und legen ihn möglichst nah am Körper auf den linken oder den rechten Oberschenkel.
→ Legen Sie beide Hände mit dem Handrücken auf die Knie, Ihre Mittelfinger sollten den Boden berühren.
→ Nun versuchen Sie, sich darauf zu konzentrieren, wie die Energie der Erde durch Ihre Finger in Ihren Körper hineinströmt. Schließen Sie die Augen, atmen Sie ruhig sowie gleichmäßig und spüren Sie dann, was in Ihrem Inneren geschieht. Entspannend, aber auch spannend...

Wenn Ihnen der halbe Lotussitz bereits gut gelingt, dann können Sie es auch einmal mit dem Padmasana, dem „richtigen" Lotussitz, probieren.

→ Setzen Sie sich im halben Lotussitz auf den Boden.
→ Liegt der linke oder der rechte Fuß auf dem rechten oder dem linken Oberschenkel, nehmen Sie mit beiden Händen den noch auf dem Boden liegenden Fuß und legen ihn auf den noch freien Oberschenkel.

→ Vielleicht gelingt es Ihnen nun, die Füße, die jetzt beide auf den Oberschenkeln liegen, bis hinauf in die Leistenbeuge zu ziehen. Ihre Knie sollten dabei den Boden berühren.

→ Dann lassen Sie die rechte Hand in der linken oder die linke in der rechten Hand ruhen, wie in einer Schale. Ihre Daumenspitzen sollten sich dabei berühren, um den Energiekreislauf durch den Körper zu schließen.

Totenstellung – Shavasana

Diese meditative Entspannungsübung stammt aus dem Yoga – ihr Name soll Sie bitte nicht abschrecken.

→ Legen Sie sich mit vollkommen gerader Wirbelsäule rücklings auf den Boden.

→ Die Arme legen Sie etwas seitlich vom Körper ab, die Handflächen zeigen nach oben. Ihre Beine sind leicht gespreizt, die Zehen fallen nach seitlich außen.

→ Schließen Sie nun die Augen und atmen Sie locker aus und ein.

→ Nun versuchen Sie, jeden Körperteil bewusst zu spüren und zu entspannen – beginnen Sie am Kopf, es folgen die Arme und Hände, Beine und Füße und schließlich der Bauch.

→ Jetzt richten Sie Ihre gesamte Aufmerksamkeit auf den Bereich um den Nabel. Stellen Sie sich dabei vor, wie über den Nabel Energieströme eintreten und sich von dort über den gesamten Körper verteilen.

→ Nach einer Weile, die Dauer des Shavasana bleibt Ihnen selbst überlassen, reiben Sie beide Handflächen schnell gegeneinander und legen sie auf die geschlossenen Augen.

→ Dann die Augen öffnen und langsam aufsetzen.

Schlafen ist ein Elixier

„Gesunder Schlaf bringt Glück, nährt den Körper, verleiht Stärke und Vitalität, gibt Wissen und spendet Leben."

Aus der Caraka Samhita

Im Ayurveda misst man einem erholsamen und vor allem ausreichenden Schlaf große Bedeutung bei. Schlaf gilt neben einer gesunden Ernährung als wichtigste Voraussetzung für unser seelisches und körperliches Wohlbefinden, denn er dient der Erhaltung unseres inneren Gleichgewichts und damit unserer Gesundheit. Entsprechend setzen die Vaidyas Schlaf als „Heilmittel" bei vielen psychischen und körperlichen Störungen ein und empfehlen ihn ganz besonders zur Erhaltung der Gesundheit. Denn im Schlaf regeneriert sich unser ganzer Körper: Die Zellen, die den Körper biologisch aufbauen, teilen sich nachts doppelt so schnell wie am Tag. Auch die Haut arbeitet zu dieser Zeit auf Hochtouren, und schädliche Auswirkungen von Stress, Hitze und Kälte, Umweltbelastungen oder falscher Ernährung, können sozusagen „weggeschlafen" werden. Die Erholung und Neubildung der Haut beginnt übrigens schon um 17 Uhr. Hautdurchblutung und Stoffwechsel verstärken sich, und Pflegestoffe können jetzt besser vom Bindegewebe aufgenommen werden.

Auf die innere Uhr hören

Besonders wichtig ist es nach ayurvedischer Auffassung auch, sich frühzeitig und in entspannter Stimmung zur Nachtruhe zu begeben. Sie sollten also versuchen, nicht zu spät zu Bett zu gehen, denn ab 22 Uhr bestimmt Kapha den inneren Rhythmus (S. 49). Dann stellt sich in der Regel ein natürliches Schlafbedürfnis ein, das Körper und Geist ruhig stimmt und uns so auf die Nacht vorbereitet. Danach beginnt eine neue biologische Phase. In ihr dominiert Pitta und setzt nochmals Energien frei, durch die man oft endlos lange wach bleiben kann. Damit laufen wir jedoch Gefahr, den Körper überzustrapazieren. Sie sollten also die Signale, die Ihnen Ihr Körper sendet, beachten und ausreichend schlafen, um ihm die nötige Zeit zur Regeneration und zum Aufbau neuer, lebenswichtiger Energien zu geben.

Nach etwa acht Stunden Schlaf ist unser Körper, wenn wir gesund und normal belastet sind, ausgeruht und wieder bereit für „neue Taten". Daher sollte man frühzeitig aufstehen, am besten noch in der Vata-Phase, die bis 6 Uhr morgens andauert.

Tipps für einen guten Schlaf

→ Vorsicht bei Kaffee und Tee: Nachmittags nicht mehr zu viel koffeinhaltigen Kaffee oder schwarzen Tee trinken. Vor allem das Koffein im Tee ist über einen langen Zeitraum wirksam und kann bis in die tiefe Nacht vom Schlaf abhalten.

→ Schlaftrunk: Ein „sicherer" Schlummertrunk ist eine Tasse heiße Milch, die man vor dem Zubettgehen trinkt. Die Milch kann auch mit zwei bis drei Fäden Safran oder einer Mischung aus Zimt, Nelken, Ingwer und Kardamom gewürzt werden. Diese Gewürze fördern zudem die Verdauung. Auch eine Tasse Vata-Tee eignet sich sehr gut als Einschlafhilfe.

→ Fußmassage: Die Füße vor dem Schlafengehen sanft mit etwas Sesamöl oder Ghee massieren. Das bringt Ihnen zuverlässig einen tiefen und erholsamen Schlaf.

→ Beruhigende Bäder: Ein abendliches Vollbad mit einem Zusatz von Hopfen, Melisse, Lavendel oder auch Sandelholz beruhigt die Nerven und lässt Sie die Geschehnisse eines aufregenden Tages besser verarbeiten.

→ Kein Schläfchen zwischendurch: Verzichten Sie tagsüber auf das kleine Nickerchen, zumal aus ayurvedischer Sicht der Schlaf tagsüber auch die Ansammlung von Ama (S. 208) fördert.

→ Ruhiger Ausklang: Beschließen Sie den Tag möglichst mit Dingen, die Sie entspannen und die Ihnen angenehm sind. Vielleicht gehen Sie noch eine Runde spazieren, lesen ein schönes Buch oder lassen sich von ruhiger Musik in die Nacht begleiten.

Wie funktioniert Schlaf?

In einer Nacht passieren wir mehrere Schlafzyklen, in denen sich Leichtschlaf, Traumschlaf und Tiefschlaf immer abwechseln. In der Tiefschlafphase entspannen wir uns völlig und werden dann auch nur noch sehr schwer wach. Nur 15 bis 20 Prozent der Gesamtschlafzeit verbringen wir im Tiefschlaf – das sind pro Nacht etwa 90 Minuten. Die erste Tiefschlafphase ist bald nach dem Einschlafen erreicht und dauert am längsten. Im Lauf der Nacht werden diese Phasen dann immer kürzer. Jede Tiefschlafphase wird von Zeiten leichteren Schlafs abgelöst. Jetzt steigt der Blutdruck an, die Atmung wird beschleunigt und die Augen bewegen sich unter den Lidern schnell hin und her – deshalb wird diese Schlafperiode auch REM-Phase genannt (von englisch rapid eye movements). Träume, Ausdruck der Arbeit des Unterbewusstseins, finden hauptsächlich während der Leichtschlafphasen statt.

Jungbrunnen für Körper, Geist und Seele

Es ist keineswegs eine Erkenntnis der Moderne, dass wir unseren Körper nicht nur von außen, sondern auch von innen säubern müssen, wenn wir gesund bleiben wollen. So haben Reinigungsmaßnahmen zur Entfernung von Schlacken und Giftstoffen schon seit Anbeginn der Medizingeschichte ihren festen Platz im Behandlungskanon der Heilkundigen. Die Ärzte des Alten Ägypten verordneten beispielsweise lange vor Beginn unserer Zeitrechnung spezielle Reinigungstherapien.

Das konnten abführende Methoden ebenso sein wie Kräuterzubereitungen zur oralen Einnahme. Auch in der traditionellen Heilkunde Indiens, der „Mutter der Medizin", nehmen reinigende und entgiftende Maßnahmen von Anfang an eine herausragende Stellung ein. Denn sie entschlacken nicht nur den Körper, sondern dienen auch der geistigen wie seelischen Reinigung und Regeneration sowie zur Wiederherstellung des so wichtigen Gleichgewichts der Doshas.

Und so widmet sich dieses Kapitel, das Kernstück dieses Buches, ausführlich den Reinigungsbehandlungen des Ayurveda.

Das Herz der ayurvedischen Medizin

Panchakarma, die einzigartige Reinigungstherapie des Ayurveda, wird zu Recht als dessen Herz bezeichnet. Nicht von ungefähr sind die ayurvedischen Reinigungsbehandlungen auch das, was die meisten Menschen hauptsächlich mit dem Begriff Ayurveda verbinden: Ölmassagen, Ölbäder, Ölgüsse... Und tatsächlich spielen die Anwendungen mit Ölen eine wichtige Rolle bei diesen Behandlungszyklen. Doch Panchakarma ist wesentlich mehr. Ihm liegt ein jahrtausendealtes bewährtes System mit umfassenden Therapieempfehlungen zugrunde. Ihre Umsetzung machen Panchakarma zu einem Jungbrunnen für Körper, Geist und Seele, der unser gesamtes Wohlbefinden wiederherstellt sowie deutlich verbessert.

Fünf heilende Handlungen – Panchakarma

Panchakarma heißt übersetzt „fünf heilende Handlungen" und meint damit fünf Wege, den Körper von Stoffwechselrückständen zu reinigen. Erst wenn dies geschehen ist, können die Behandlungen des Ayurveda richtig greifen.

In einer ersten, vorbereitenden Phase des Panchakarma werden die Doshas und die damit verbundenen Stoffwechselschlacken und Giftstoffe in den Geweben aktiviert. Hierzu bedient sich Ayurveda öliger Substanzen, die innerlich oder äußerlich verabreicht werden. Bei der innerlichen Anwendung nimmt man morgens gereinigtes und teilweise mediziniertes Butterfett, Ghee (S. 213) ein. Aus ayurvedischer Sicht dringt das Ghee in die Zellen ein und „löst" dort die gestörten Doshas heraus. In wissenschaftliche Termini übertragen heißt das: Der über mehrere Stunden erhöhte Blutfettspiegel mobilisiert fettlösliche Gewebeablagerungen, beispielsweise Cholesterin-, aber auch Kalkablagerungen, die dann aus dem Körper entfernt werden können. Bei der äußerlichen Anwendung wird der Patient mit heilenden Ölen massiert. Dies aktiviert den Stoffwechsel in den Muskeln und im Bindegewebe. Anschließend wird mittels Wärmebehandlungen, beispielsweise einem Kräuterdampfbad, die Sekretion der Haut und der Schleimhäute angeregt.

Sehr wichtig ist im Panchakarma die Ausscheidung der Gift- und Schadstoffe über den Darm. Ayurveda geht nämlich davon aus, dass die einzelnen Doshas mit ihren Stoffwechselschlacken von unterschiedlichen Bereichen im Magen-Darm-Trakt ausgeschieden werden können. So lassen sich Störungen, die auf vermehrtes Vata zurückgehen, am besten über den Dickdarm erreichen. Weil er den Nahrungsbrei eintrocknet und ausscheidet, steht er für die trockenen, beweglichen Eigenschaften von Vata. Pitta hat dagegen scharfe und erhitzende Eigenschaften. Deshalb sind bei Störungen dieses Doshas jene Schleimhautbereiche aktiv, die „scharfe" Verdauungssäfte produzieren, wie der untere Magen, der Zwölffingerdarm, der Dünndarm und die Galle. Vermehrtes Kapha führt in der Regel zu einer starken Schleimbildung. Aus diesem Grund sind bei Kapha-Störungen die schleimbildenden Zellen des oberen Magens und der Bronchien aktiviert.

Nachdem sich die Doshas während der Vorbereitungsphasen in „ihren" Abschnitten im Magen-Darm-Trakt angesammelt haben, können die eigentlichen Reinigungsverfahren beginnen.

Vata etwa, das im Dickdarm lokalisiert ist, wird über verschiedene Formen von Einläufen reguliert. Diese enthalten stets einen öligen Anteil, der die leichten und trockenen Qua-

Drei Phasen

Eine Panchakarma-Kur ist in drei Phasen unterteilt: die Vorbehandlung, Purvakarma, die Hauptbehandlung, Pradhanakarma, und die Nachbehandlung, Paskatakarma. Bei der Vorbehandlung werden Verdauung und Stoffwechsel korrigiert und die Ernährung umgestellt. In der Hauptbehandlung kommen fünf Ausleitungsbehandlungen zur Anwendung, durch welche die gelösten Giftstoffe und Schlacken aus dem Körper entfernt werden. Im Zuge der Nachbehandlung werden regenerierende Maßnahmen durchgeführt.

Eine Panchakarma-Kur sollte über nicht weniger als drei, besser vier Wochen erfolgen. Bei einem kürzeren Zeitraum wird unser Organismus nicht wirklich tief greifend gereinigt und entgiftet.

litäten von Vata ausgleichen soll. Pitta erreicht man am besten über Abführmittel, wodurch sich auch Kapha ausgleichen lässt. Bei schweren Kapha-Störungen empfiehlt Ayurveda auch eine Brechtherapie. Sie kann dem Patienten jedoch in der Praxis meist durch andere, weniger rabiate Maßnahmen erspart werden – unter anderem durch die Gabe von Ölen, Kräuterpudern oder -lösungen in die Nase.

Umfassend positiv

„Einlauf, Abführmittel und Erbrechen sind in dieser Reihenfolge die besten Reinigungstherapien für die Doshas im Körper."

Aus der Ashtanga Hridaya Sutrasthana

Die Anwendungen des Panchakarma haben umfassend positive Wirkungen – auf unseren Körper, unseren Geist und unsere Seele. Die intensive Entschlackung und die Ausleitung schädlicher Rückstände und Schlackenstoffe aus Organen, Körpergewebe und Körperkanälen zeitigt eben vielfältige Effekte. Das kommt daher, dass durch Panchakarma die körpereigenen Selbstheilungskräfte intensiv angeregt und gestärkt werden. Zudem hat es harmonisierenden Einfluss auf das Nerven- und Hormonsystem. So werden das Gleichgewicht der Doshas und damit das Wohlbefinden wiederhergestellt (S. 33). Weil sich Panchakarma auf allen Ebenen positiv auswirkt, wird es gerne als Jungbrunnen für Körper, Geist und Seele bezeichnet.

Um die umfassende Wirkweise des Panchakarma verstehen zu können, sollten Sie auch wissen, wie sich Ayurveda die Entstehung von Krankheiten erklärt.

Wie Krankheiten entstehen

Die ayurvedische Lehre geht bei der Entstehung von Krankheiten von sechs Stufen aus, die Sie nun kurz kennenlernen werden. Damit lassen sich die Wirkprinzipien des Panchakarma besser nachvollziehen. Aber keine Sorge, das mit den Stufen soll Sie nicht abschrecken: Es ist keineswegs so kompliziert, wie es zunächst möglicherweise anmutet.

Erste Stufe

Im ersten Stadium der Krankheitsentstehung sammeln sich die Doshas an. Dabei führt ein dauerhafter Reiz zu einer Vermehrung eines oder mehrerer Doshas in einem bestimmten Körperbereich, in welchem infolge die Aktivität des betreffenden Doshas ansteigt. Vata ist beispielsweise unter anderem für die Eindickung, den Weitertransport und die Ausscheidung des Stuhls verantwortlich. Sammelt sich Vata in Ihrem Dickdarm an, kann es trockenen und unregelmäßigen Stuhlgang verursachen.

Zweite Stufe

In der zweiten Stufe kommt es dann zur Anregung eines oder mehrerer Doshas. Denn halten die krank machenden Reize weiter an, gelangt ein Dosha nicht wieder in sein Gleichgewicht zurück und nimmt krankhafte Formen an. Im eben genannten Beispiel kann Vata dann im gestörten Zustand Verstopfung, Blähungen oder Darmkrämpfe zur Folge haben.

Dritte Stufe

Der dritte Schritt auf dem Weg zur Krankheit ist die Ausbreitung des oder der gestörten Doshas. Bei weiterer Reizung verlassen sie ihren angestammten Ort und fangen an, im Körper zu zirkulieren. So beginnt sich die anfänglich lokale Störung auszubreiten. In unserem Fall würde also Vata den Dickdarm verlassen, sich im Körper verteilen und zu Beschwerden wie Nervosität, Überempfindlichkeit oder Kreislaufstörungen führen.

Vierte Stufe

Im vierten Stadium lagern sich das oder die zirkulierenden Doshas in den verschiedenen Körpergeweben ab, und eine zunächst funktionelle Störung geht in eine organische Krankheit über. In Abhängigkeit des Organs, in dem sich das oder die Doshas abgelagert haben, treten Vorzeichen einer akuten Erkrankung auf. Bleiben wir bei unserem Beispiel, kann sich Vata etwa im Magen, in den Atemwegen oder den Gelenken ablagern. Infolgedessen sind Ihre Gelenke weniger belastbar und schmerzen bei Kälte, Ihre Atemwege reagieren zugempfindlich, und Ihr Magen ist gereizt.

Fünfte Stufe

Während des fünften Schritts kommt es dann zum Ausbruch der Krankheit. Hat sich das Dosha mit den Geweben oder Organen verbunden, genügt oft schon ein kleiner Außenreiz, um Erkrankungen akut in Erscheinung treten zu lassen. In unserem Beispiel ließen sich eine akute Erkältung oder Magenschleimhautentzündung, Asthma oder Gelenkrheuma auf das gestörte Vata zurückführen.

Sechste Stufe

Das sechste Stadium sind die Krankheitsfolgen. Entweder heilt die Krankheit bei Ihnen aus, oder sie führt zu chronischen Beschwerden. Da die Organe nach einer akuten Erkrankung meist noch über einen längeren Zeitraum hinweg geschwächt sind, verordnet Ayurveda spezielle Präparate, beispielsweise Rasayana (S. 87), um die Widerstandskraft wieder zu verbessern.

Werden die Symptome einer Krankheit hingegen lediglich unterdrückt, kann sich der Körper nicht selbst heilen. Als Folge kann die Erkrankung chronisch werden, da das oder die Doshas weiterhin das betreffende Gewebe schädigen. Eine Behandlung ist dann wesentlich schwieriger als im akuten Stadium.

Das Stadium der Erkrankung entscheidet

Die Auswahl der geeigneten Therapie richtet sich generell danach, in welchem Stadium der Erkrankung sich der Patient befindet.

Die ersten beiden Stufen der Erkrankung, in denen die Doshas angeregt werden, geben die dynamischen Beziehungen zwischen unserem Körper und seiner Umwelt wieder: Denn wir alle sind ständig Einflüssen ausgesetzt, die das Gleichgewicht unserer Doshas beständig verändern. Ob Wetter, Arbeit, Nahrung, Lebensweise oder Stimmungslage, alles beeinflusst das harmonische Zusammenspiel von Vata, Pitta und Kapha (S. 29) in uns. Solange wir gesund sind, ein geregeltes Leben führen und ausgewogen essen, stellt sich die natürliche Harmonie immer wieder von selbst her. Erst durch massive Reize oder eine blockierte Gegenregulation unseres Körpers kommt es zu Phase drei und vier im Krankheitsprozess. So kann beispielsweise ein heißer Sommer, verbunden mit anderen Pitta anregenden Umständen, wie regelmäßig scharfem Essen und häufigem Ärger, die Selbstheilungskräfte Ihres Körpers überfordern und typische Pitta-Erkrankungen auslösen.

Anliegen der ayurvedischen Medizin ist es, auftretende Störungen schon in den ersten vier Stadien – beispielsweise durch Pulsdiagnose – zu erkennen und zu behandeln. Zu Anfang genügen dann schon kleine Änderungen in Ernährungsweise und Lebensstil, um das ursprüngliche Gleichgewicht wiederherzustellen. Ist die Störung jedoch bereits auf der vierten Stufe angelangt, werden die Anwendungen des Panchakarma unabdingbar. Denn durch sie kann der Ausbruch einer Krankheit in vielen Fällen schon im Vorfeld verhindert werden.

Die ayurvedischen Öle

Keine Frage, Öle spielen eine zentrale Rolle im Ayurveda. Das gilt auch und vor allem für die reinigenden Behandlungen, die Sie nun umfassend kennenlernen werden. Mit am häufigsten kommt Sesamöl auf die Haut. Das hat seine guten Gründe.

Warum Sesamöl?

Sesamöl gewinnt man aus den Samen von Sesamum indicum, der zur Familie der Sesamgewächse gehört. Sesam ist eine der ältesten Kulturpflanzen und war bereits im Altertum als Ölpflanze sehr geschätzt. Man unterscheidet helles und dunkles Sesamöl: Während das helle Öl aus den naturbelassenen Sesamsamen gewonnen wird, werden die Samen beim dunklen Sesamöl vor dem Pressen für kurze Zeit geröstet. Dadurch erhält das Öl seine kräftige Farbe und den würzigen Geschmack.

Im Vergleich zu anderen Pflanzenölen ist Sesamöl recht lange haltbar. Ungeöffnet ist es auch nach etwa 12 Monaten noch frisch. Den Inhalt einer angebrochenen Flasche sollten Sie innerhalb von drei Monaten verbrauchen.

Seine zentrale Rolle im Ayurveda verdankt Sesamöl zwei herausragenden Eigenschaften: Erstens ist es für trockene und schuppige Haut ideal geeignet und lässt sich daher sehr gut als Massageöl verwenden. Außerdem enthält Sesamöl eine große Zahl von Antioxidanzien, wie auch seitens der modernen Wissenschaft bestätigt ist. Antioxidanzien sind Substanzen, die freie Sauerstoffradikale an sich binden und so für unseren Körper unschädlich machen können. Das ist eine ganz wunderbare Eigenschaft. Denn freie Radikale sind an einer Vielzahl von Krankheitsprozessen ursächlich beteiligt. Insofern leistet Sesamöl einen wichtigen Beitrag zur Erhaltung und Wiederherstellung der Gesundheit, der im Ayurveda gebührend gewürdigt wird.

Gereiftes Sesamöl

Für die Massagen und viele andere ayurvedische Behandlungen wird das Sesamöl vor seiner Anwendung „gereift", also einmal auf etwa 110 °C erhitzt. Dieser Prozess macht das Öl dünnflüssiger, und es zieht leichter in die Haut ein. Probieren Sie das „Reifen" doch selbst zu Hause aus.

→ Geben Sie Sesamöl in einen Topf und erwärmen Sie es langsam bei geringer Hitze. Achten Sie darauf, dass es nicht zu heiß wird.

→ Am besten verwenden Sie ein Küchenthermometer oder geben zu Anfang zwei bis drei Tropfen Wasser hinzu. In der Regel werden Sie den richtigen Moment jedoch nicht verpassen, denn bei etwa 100 °C zerplatzt die Wasserphase des Öls mit eindeutigen Knackgeräuschen.

→ Stellen Sie pro Reifung immer etwas mehr Öl her, als Sie für eine Anwendung benötigen, und bewahren Sie die überschüssige Menge in einer kleinen Plastikflasche auf.

→ Zur Massage erwärmen Sie dann etwas Öl im Wasserbad, sofern dies erforderlich ist.

Weitere ayurvedische Massageöle

Sesamöl eignet sich für alle Konstitutionstypen. Für den schlanker gebauten Vata-Typen und für Menschen, die zu trockener Haut neigen, empfiehlt sich auch Kokosnussöl. Je nach Konstitution rät Ayurveda noch zu anderen Ölen: Olivenöl für Kapha-Typen, Mandel- und Aprikosenöl für Vata-Typen.

Häufig angewendete Öle

Dhanvantara Thaila (auf Sesamölbasis): Hergestellt nach einer 300 Jahre alten Rezeptur wird dieses Thaila für Körper- und Kopfmassage, Ölguss, Nasenspülung, Gurgeln, Darmeinlauf und zur Vaginaldusche empfohlen. Es dient insbesondere der Vorbeugung und Behandlung von Vata-Störungen wie rheumatischen und neurologischen Beschwerden, Schmerzzuständen, Nervosität und depressiven Verstimmungen. Darüber hinaus ist dieses Thaila angezeigt zur Pflege der Haut von Schwangeren, Neugeborenen, Kindern und älteren Menschen. Dhanvantara Thaila fördert eine leichte Gewichtszunahme, wirkt jedoch nicht störend auf Pitta und Kapha.

Sahacaradi Thaila (auf Sesamölbasis): Noch älter als Dhanvantara Thaila: Sahacaradi Thaila kann auf eine beachtliche 2000 Jahre alte Tradition seiner Anwendung zurückblicken. Es wird empfohlen zur Körpermassage (bis auf den Kopfbereich), für Körperölguss und Einlauf sowie zur Vorbeugung und Behandlung von nervösen und rheumatischen Beschwerden, Hexenschuss und Ischias. Weitere Heilanzeigen sind Krampfadern und andere Venenleiden, Bindegewebsschwäche sowie die Pflege von Narben. Sahacaradi Thaila hat eine erhitzende Wirkung. Kräftige Massagen gegen die Wuchsrichtung der Körperhärchen helfen, Cellulite zu verbessern.

Kshirabala Thaila (auf Sesamölbasis): Ebenfalls eine alte Rezeptur, die im Ayurveda als sehr wirksames Kosmetikum gilt: Es macht schön im Schlaf… Über Nacht auf Gesicht und Hals aufgetragen, hat dieses Thaila einen verjüngenden und hautstraffenden Effekt. Darüber hinaus wird es zur Körper- und Kopfmassage empfohlen, für einen Stirnguss und Einlauf sowie zur Nasenspülung. Bei Schlaflosigkeit und Augenproblemen soll Kshirabala Thaila vor dem Zubettgehen auf die Fußsohlen aufgetragen werden. Weitere Indikationen, zur Vorbeugung wie Behandlung, sind rheumatische Beschwerden, Nervenschwäche, Bluthochdruck und Anämie.

Kshirabala Thaila beruhigt Vata, ohne Pitta anzuregen. Deshalb ist es besonders geeignet zur Behandlung von Vata- und Vata-Pitta-Krankheiten. Auf Grund seines milden und nährenden Charakters empfiehlt es sich weiterhin für Babymassagen sowie zur Stärkung in der Rekonvaleszenz und bei Stress.

Balaguducyadi Thaila (auf Sesamölbasis): Dieses Thaila leistet vor allem Sportlern gute Dienste: Eine Stunde vor der körperlichen Ertüchtigung in die Haut einmassiert, regt es die Durchblutung an und macht die Muskeln und Sehnen geschmeidig. Nach dem Sport wirkt es entspannend und beugt Muskelkater oder -krämpfen vor. Darüber hinaus empfiehlt sich Balaguducyadi Thaila bei rheumatischen Beschwerden, Kopfschmerzen – auf Stirn und Schläfen getupft – und bei Erkältungen. Hier am besten den Brustbereich mehrmals täglich mit der Ölzubereitung einreiben.

Bhringamalakkadi Thaila (auf Sesamölbasis): Besonders für Kopfmassage und -guss, zur Nasenspülung und als Haaröl geeignet. Ausgewiesene Indikationen für dieses Thaila sind ferner Haarausfall und Schlaflosigkeit, Heiserkeit und Erkältungen, Ohren- und Zahnschmerzen. Um die beiden Letzteren zu lindern, tropft man etwas Bhringamalakkadi Thaila auf einen Wattebausch und gibt diesen in das schmerzende Ohr oder auf das Zahnfleisch um den Zahn, der Kummer bereitet.

Eladi Keram (auf Kokosölbasis): Diese Ölzubereitung wird vor allem für Körper- und Kopfmassagen sowie Ölgüsse empfohlen. Darüber hinaus ist sie wirksam zur Vorbeugung und Behandlung von Hautbeschwerden wie etwa Allergien oder Exzemen.

Nur kalt gepresst

Für die ayurvedischen Reinigungsbehandlungen sollten Sie nur kalt gepresste Pflanzenöle verwenden. Denn bei der Kaltpressung wird mit niedrigen Temperaturen gearbeitet, sodass die wertvollen Inhaltsstoffe der Pflanzenöle erhalten bleiben. Diesem schonenden Verfahren stehen die Heißpressung und die Extraktion gegenüber. Bei der Heißpressung kommen hohe Temperaturen zum Einsatz, die Extraktion erfordert chemische Lösungsmittel. Dadurch büßen raffinierte wie extrahierte Öle viel an gesundheitlichem Wert ein und sollten weder in der Küche noch in ayurvedischen Behandlungen verwendet werden.

Panchakarma selbst durchführen

Streng genommen müssen alle Anwendungen des Panchakarma stationär oder ambulant von erfahrenen Ayurveda-Therapeuten durchgeführt werden. Es gibt jedoch Behandlungen, die Sie problemlos selbst durchführen können, wenn sie etwas vereinfacht und auf die Möglichkeiten des westlichen Alltags zugeschnitten werden. Die positive Wirkung dieser Anwendungen erfährt dadurch keinerlei Einbußen. Lernen Sie diese Anwendungen des Panchakarma nun kennen!

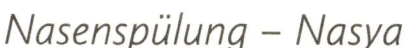

Nasenspülung – Nasya

Im Rahmen einer Nasenspülung, genannt Nasya, werden – meist mit Heilpflanzen versetzte – Öle oder Puder durch die Nase verabreicht. Dies dient dazu, Krankheitserreger, Giftstoffe und Stoffwechselschlacken aus dem gesamten Kopfraum zu entfernen. Die reinigenden Wirkungen einer Nasenspülung zeigen sich vor allem in unserer Nase, den Ohren, dem Rachen und dem Mund. Nicht umsonst wird die Nasenspülung im Ayurveda auch Shirovirecana genannt, was übersetzt so viel bedeutet wie „Abführen aus dem Kopf". Entsprechend empfiehlt Ayurveda eine Nasenspülung auch ganz besonders bei Beschwerden, die im Kopfbereich angesiedelt sind. Denn dabei werden überschüssige Doshas aus dieser Region unseres Körpers ausgeleitet. Das gelingt vor allem dadurch, dass ein Nasya die Srota (S. 36) im Kopf öffnet und klärt sowie den Energiefluss im Kopfbereich erhöht. Darüber hinaus werden die Durchblutung im gesamten Kopfbereich angeregt und die Hirnfunktionen gefördert. So dient eine Nasenspülung auch zur Aktivierung der geistigen Leistungsfähigkeit.

Nasenspülung gegen zu viel Kapha

Meistens wird eine Nasenspülung in flüssiger Form vorgenommen, also mit Ölen, mitunter auch mit Heilpflanzenabkochungen. Soll vor allem überschüssiges Kapha aus dem Kopfbereich entfernt werden, kann ein weiteres Verfahren sinnvoll sein – das Dhupana oder Pradhamana. Dabei kommen zerkleinertes Kochsalz, bevorzugt auch Himalaya-Salz, sowie getrockneter und gemahlener Ingwer oder schwarzer Pfeffer zum Einsatz.

Mit dem Einbringen von medizinierten Kräuterölen oder -pudern in den Nasen-Rachen-Raum ist es bei einem Nasya jedoch noch lange nicht getan. Bevor es damit losgehen kann, müssen Zähne und Mundraum gut gereinigt werden. Im Anschluss daran erhalten Kopf, Nacken und Schultern speziell aufeinander abgestimmte Ölmassagen. Es folgen Rachen- und Mundspülungen mit Ölen. Diese Maßnahmen sorgen für die Reinigung der Dhatus, unserer Körpergewebe, und beruhigen die drei Doshas. Erst dann wird das Öl in die Nasenlöcher eingebracht. Dies erfolgt im Sitzen oder Liegen mit jeweils leicht nach hinten geneigtem Nacken.

Insgesamt handelt es sich bei einem Nasya also um eine recht umfangreiche Anwendung, von der es zudem fünf verschiedene Varianten gibt – je nach zu behandelnder Beschwerde und Konstitutionstyp. Bis auf das hier vorgestellte Pratimarsha Nasya sollten alle Arten von Nasenspülungen von erfahrenen Ayurveda-Therapeuten durchgeführt werden.

Eine Nasenspülung wird im Ayurveda besonders bei folgenden Beschwerden empfohlen:

→ Abwehrschwäche
→ allergische Erkrankungen der Atemwege
→ Ängste
→ Augenbeschwerden
→ chronische Kopfschmerzen
→ chronische Nasennebenhöhlenentzündung
→ Halswirbelsäulen-Syndrom
→ hartnäckige Nackenverspannungen
→ Heuschnupfen
→ HNO-Erkrankungen
→ Konzentrationsschwierigkeiten
→ Migräne
→ Nervosität
→ Ohrgeräusche (Tinnitus)
→ Schlafstörungen
→ unreine Gesichtshaut
→ Vorbeugung von Erkältungskrankheiten

Wie Sie die Nasenspülung durchführen

Pratimarsha Nasya können Sie einfach und ohne großen Aufwand selbst bei sich anwenden.

→ Zur Vorbereitung auf das Nasya reiben Sie Ihre Wangen, den Nacken und den Hals sanft mit etwas erwärmtem Öl ein. Lassen Sie das Öl eine Weile einwirken. Tränken Sie dann ein Handtuch mit warmem Wasser, wringen Sie es aus und nehmen Sie das Öl wieder von der Haut ab.

→ Nun tauchen Sie Ihren Zeigefinger in erwärmtes Sesamöl und bringen ein bis zwei Tropfen davon in Ihre beiden Nasenlöcher ein.

→ Ziehen Sie das Öl dann durch leichtes Einatmen in die Nase hoch. Wichtig ist dabei, dass Sie nicht zu viel Öl verwenden und es auch nicht zu stark durch die beiden Nasenlöcher „hochziehen", da diese Reinigungsbehandlung doch recht intensiv ist.

→ Dass die Nasenspülung ihre Wirkung entfaltet, erkennen Sie daran, dass Sekrete aus Ihren Nasenlöchern austreten. Zudem werden Sie ein Gefühl der Leichtigkeit im Kopf verspüren. Darüber hinaus sind nach dem Nasya die Wahrnehmungen Ihrer Sinnesorgane verbessert. Das heißt, Sie werden intensiver schmecken und riechen sowie besser sehen.

→ Die aus der Nase ausgetretenen Sekrete entfernen Sie mit einem Papiertaschentuch und durch gründliches Schnäuzen Ihrer Nase. Haben sich Flüssigkeiten in Ihrem Mundraum angesammelt, dann spucken Sie diese aus.

→ Zum Abschluss des Nasya gurgeln Sie mit lauwarmem Wasser. Dieses jedoch nicht herunterschlucken, sondern wieder ausspucken. Sie wollen ja schließlich alles, was die Nasenspülung in Ihrem Kopfbereich gelöst hat, auch für immer loswerden.

Mundspülung – Gandusha

Mit Gandhusa wird im Ayurveda eine Mundspülung mit Öl, meistens mit gereiftem Sesamöl, bezeichnet. Diese Anwendung ist bei uns auch unter dem Begriff Ölziehen bekannt: Mundspülungen haben intensive reinigende und entgiftende Effekte, denn sie bewirken, dass Giftstoffe und Schlacken über die Mundschleimhäute aus dem gesamten Körper ausgeschieden werden. Entsprechend ist diese Reinigungsbehandlung auch bei der Vorbeugung wie der Behandlung zahlreicher Beschwerden sehr erfolgreich – die Liste der Heilanzeigen ist lang, wie Sie gleich sehen werden (S. 132).

Öl zieht Schädliches aus dem Körper

Es hat gute Gründe, dass die Mundspülung mit Öl so umfassend wirkt: Öl zieht Schlacken, Gift- und Abfallstoffe im tatsächlichen physikalischen Sinn aus dem Körper heraus, denn es kann Stoffe an sich binden. Das gilt besonders für fettlösliche Substanzen. Doch auch Wasserlösliches nimmt Öl mit sich, da es durch das Hin- und Herbewegen im Mundraum winzige Wassertröpfchen einlagert. Mit diesem Öl-Wasser-Gemisch wird auch wasserlöslicher Unrat aus unserem Körper hinaustransportiert.

Alles, was die Mundschleimhaut über ihre Drüsen absondert, wird also vom Öl aufgenommen, ausgespült und so endgültig entfernt. Ayurveda empfiehlt, das Ölziehen gleich morgens nach dem Aufstehen durchzuführen. Denn über Nacht gelangt der Körpermüll geballt zur Mundhöhle, da in dieser Zeit die Ausscheidungsarbeiten auf Hochtouren laufen.

Mit dem Öl, das durch den Mundraum gezogen wird, befreien Sie sich aber keineswegs nur von dem, was sich gerade aktuell in Ihrer Mundschleimhaut tummelt. Warum?

Weil durch das intensive Bewegen des Öls im Mund die Drüsen in der Mundschleimhaut erheblich besser durchblutet werden. Das regt ihre Aktivität an, und auf diese Weise kann noch mehr an Schädlichem aus dem Körper befördert werden. Das Ölziehen setzt also eine Art Sogwirkung in Gang, dank derer auch tiefer gelagerte Schad- und Giftstoffe in den Mundraum gelangen und dann ausgeschieden werden können. Die Reinigungswirkung wird somit deutlich erhöht.

Ganz „nebenbei" leistet die Anregung der Speicheldrüsen in der Mundschleimhaut dem Immunsystem tatkräftige Unterstützung. Im Speichel sind nämlich Eiweißkörper enthalten, die für die Abwehr von Krankheitserregern nötig sind. Je mehr von diesen und anderen Schutztruppen mit dem Speichel unterwegs sind, desto besser ist unsere Widerstandskraft gegen Bakterien und Viren im Mund- und Rachenraum.

Angesichts ihrer vielen positiven Wirkungen empfiehlt Ayurveda die Gandusha auch im Rahmen unserer täglichen Körperpflege. Dazu finden Sie ab Seite 164 ausführliche Informationen.

Uralte Tradition

Das Ölziehen gehörte auch jenseits der Grenzen Indiens schon früh zum Repertoire der großen Medizintraditionen. So ist diese Behandlung in Tibet oder auch China bereits seit vielen Jahrhunderten bekannt und in Gebrauch. Die traditionelle chinesische Medizin setzt das Ölziehen bis heute zur Vorbeugung wie zur Behandlung ein. Eingang fand die ölige Gesundheitspflege etwas später auch in die russische Volksmedizin. Vor allem in Weißrussland sowie der Ukraine war und ist sie noch heute sehr geschätzt.

Wie erwähnt, entfaltet eine Gandusha positive Wirkungen auf unsere körperliche, geistige und seelische Gesundheit. Gut nachzuvollziehen, denn sie entgiftet und entschlackt den Körper intensiv und nachhaltig, stärkt unsere Abwehrkräfte mit Langzeitwirkung und regt die Selbstheilungskräfte stark an. Eine Mundspülung wird im Ayurveda besonders bei folgenden Beschwerden empfohlen:

→ Abwehrschwäche
→ Allergien
→ Appetitlosigkeit
→ Augenleiden
→ Blähungen
→ chronische Müdigkeit
→ Gelenkbeschwerden
→ grippale Infekte
→ Halsschmerzen
→ Hautbeschwerden
→ Heiserkeit
→ Karies
→ Kopfschmerzen
→ Magen-Darm-Beschwerden
→ Migräne
→ Mundgeruch
→ Parodontose
→ Sehschwäche
→ unreine Haut
→ Verdauungsstörungen
→ Verfärbungen der Zähne
→ Zahnfleischbluten
→ Zahnfleischentzündung

Wie Sie die Mundspülung durchführen

In der Regel wird für eine Gandusha Sesamöl verwendet. Alternativ können Sie zu Olivenöl oder Ghee greifen.

→ Der richtige Zeitpunkt für die Mundspülung ist morgens, gleich nach dem Aufstehen – noch bevor Sie etwas zu sich genommen haben.

→ Vor der Gandusha geben Sie etwas von dem Öl auf die Handflächen und reiben es sanft auf Wangen, Nacken und Hals.

→ Anschließend tränken Sie ein kleines Handtuch mit warmem Wasser und nehmen damit das Öl wieder von der Haut ab. Dies dient der Öffnung der Srotas (S. 36) im Kopfbereich und bereitet Ihren Körper auf die Gandusha vor.

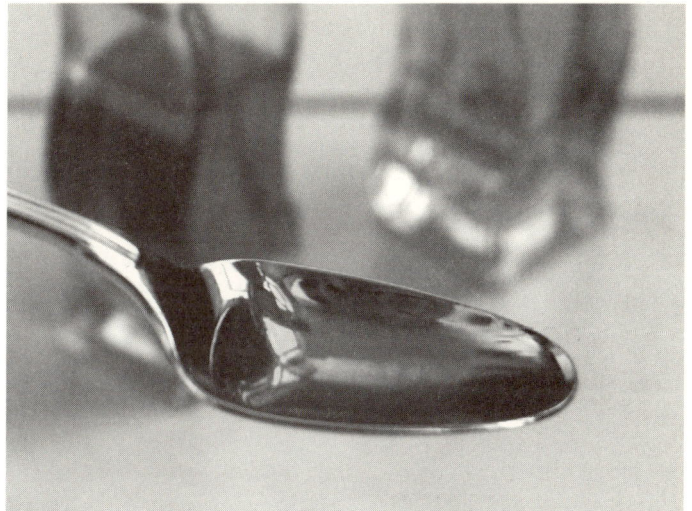

Ein Löffel für Ihre Gesundheit.

→ Setzen Sie sich nun aufrecht auf einen Stuhl und halten Sie Kopf und Rücken gerade.

→ Vor dem eigentlichen Ölziehen nehmen Sie zuerst etwas warmes Wasser in Ihren Mund und spülen Ihren Mundraum für etwa eine Minute damit.

→ Nun nehmen Sie etwa einen Esslöffel gereiftes Sesamöl in den Mund. Ideal wäre aus ayurvedischer Sicht, wenn Sie das Öl zuvor im Wasserbad auf etwa 42 °C (nicht heißer) erwärmen.

→ Saugen und pressen Sie das Öl zwei bis drei Minuten lang zwischen den Zähnen hindurch – das Öl sollte in Ihrem Mundraum immer in Bewegung sein.

→ Gurgeln Sie mit dem Sesamöl auch ein wenig, denn das reinigt die Mandeln und stärkt die Immunfunktion.

Nichts verschlucken

Halten Sie Ihren Kopf bei der Mundspülung immer gerade oder etwas nach vorn gebeugt. Legen Sie ihn aber nie nach hinten, denn leicht könnten Sie dann etwas Öl verschlucken. Das gilt es zu vermeiden – schließlich sollen die Schadstoffe, die sich bereits an das Öl gebunden haben, aus Ihrem Körper herausgespült werden. Wenn Sie sie aber verschlucken, findet keine Entgiftung statt. Die Giftstoffe und Schlacken gelangen dann wieder in den Verdauungstrakt und werden über den Dünndarm in das Blut transportiert.

→ Sobald Ihre Augen zu tränen und die Nase zu laufen beginnen, beenden Sie die Gandusha. Das ist in der Regel nach etwa drei Minuten der Fall und das Zeichen dafür, dass die Mundspülung ihre Wirkung entfaltet hat.

→ Die Gandusha sollte maximal fünf Minuten dauern. Ansonsten besteht die Gefahr, dass die im Öl gelösten Giftstoffe wieder in den Körper gelangen.

→ Spucken Sie das gesamte Öl aus. Es wird nun weißlich gefärbt und etwas schaumig sein.

→ Wenn Sie möchten, wiederholen Sie die Mundspülung nach einigen Minuten noch einmal. Dazu verwenden Sie natürlich wieder frisches Öl.

→ Zum Abschluss spülen Sie Ihren Mund noch einmal mit etwas warmem Wasser aus.

→ Die Gandusha war erfolgreich, wenn Sie hinterher ein Gefühl von Reinheit und Leichtigkeit im Mund verspüren und Sie Ihren gesamten Körper ebenfalls leichter als vorher empfinden.

Ganzkörperölmassage – Abhyanga

Abhyanga, zu Deutsch Salbung oder große Einölung, ist eine der wichtigsten Anwendungen des Ayurveda und ein Hauptbestandteil des Panchakarma. Diesen großen Stellenwert verdankt es seinen Einsatzmöglichkeiten bei vielerlei Beschwerden. Regelmäßige Ölmassagen des ganzen Körpers regen den Kreislauf sowie den Stoffwechsel an, stärken Agni (S. 206) und öffnen die Srotas des Körpers (S. 36). Dadurch werden körperliche wie seelische Schlacken abtransportiert und der Körper gereinigt und entgiftet. Weiterhin beruhigt Abhyanga unser Nervensystem, kräftigt die gesamte Muskulatur und regt über die Reflexzonen in der Haut die inneren Organe an.

Im Zuge einer Panchakarma-Kur wird die Ganzkörperölmassage häufig von zwei Therapeuten gleichzeitig und vollkommen synchron mit zum individuellen Konstitutionstyp

Schönmacher

Abhyanga fördert nicht nur die Gesundheit, sondern ist auch eines der besten und wirksamsten Schönheitsmittel, die Ayurveda für uns bereithält. Denn das Massieren mit Öl regt die Hormonproduktion der Haut stark an, was letztlich die verjüngende und regenerierende Wirkung erklärt, die der Ayurveda dieser Ölmassage zuschreibt. Zudem unterstützen die pflanzlichen Öle die Haut bei der Abwehr von Krankheitserregern und fördern die Erhaltung ihres Säureschutzmantels. Das alles sind wichtige Voraussetzungen dafür, dass unsere Haut gesund, geschmeidig und glatt bleibt und sich den vielen schädlichen Einflüssen der Umwelt widersetzen kann.

passenden ausgewählten Kräuterölen durchgeführt. Zum „Hausgebrauch" lässt sich das Abhyanga jedoch auch in eigener Regie durchführen – sowohl bei sich selbst als auch bei einer anderen Person.

Ein Abhyanga hat vielfältige Wirkungen:

→ baut Stress ab
→ beruhigt Hautreizungen
→ beugt Hautinfektionen vor
→ beugt nervösen Beschwerden vor
→ entschlackt den gesamten Körper
→ erhöht die Immunabwehr des Körpers
→ erhöht die Muskelspannkraft und die Körperkraft
→ fördert die Verdauung
→ fördert eine gesunde Hautstruktur
→ kräftigt den Körper
→ macht die Gelenke geschmeidig
→ regt die Ausscheidung von Giftstoffen an
→ reinigt die Haut und verbessert ihren Teint und ihre Struktur
→ reinigt und festigt die Körpergewebe
→ stärkt das Nervensystem
→ stärkt die Kondition
→ verbessert das Sehvermögen
→ verbessert den Blutkreislauf
→ verbessert den Schlaf
→ verjüngt das frühzeitig gealterte Gewebe
→ verlangsamt den Alterungsprozess
→ vermindert Muskel- und Gelenkschmerzen

Wie Sie die Ganzkörperölmassage durchführen

→ Die beste Zeit für das Abhyanga ist morgens nach dem Aufstehen, noch vor der Morgentoilette und dem Frühstück. Wenn Sie es jedoch morgens ohnehin schon immer eilig haben und sich nicht entspannt genug für eine solche Anwendung fühlen, können Sie die Massage natürlich auch abends durchführen, dann allerdings vor dem Essen.

→ Vor dem Abhyanga sollten Sie eine kleine Tasse Ingwertee oder Yogi-Tee trinken, um Agni zu stimulieren. Denn ein aktives Verdauungsfeuer ist die Voraussetzung dafür, dass die durch die Massage gelösten Schlackenstoffe ausgeschieden werden können.

→ Setzen Sie sich im Badezimmer, das angenehm warm sein sollte, auf einen Hocker oder bei Fußbodenheizung auf ein Handtuch auf den Boden.

→ Entnehmen Sie aus der Ölflasche nur so viel Öl, dass es einen dünnen Film auf der Haut bildet und nicht tropft – der Kontakt mit der Haut sollte jedoch glatt und sanft sein.

→ Massieren Sie sich generell mit streichenden und kreisenden Bewegungen. Der Druck Ihrer Hand sollte dabei fest, aber angenehm sein. Körperpartien, wie Ober- und Unterarme, Ober- und Unterschenkel sowie den Rücken behandeln Sie mit großen Längsstrichen. Die Gelenke massieren Sie dagegen mit kreisenden Bewegungen.

→ Beginnen Sie das Abhyanga auf der Kopfhaut, an den Ohren und im Gesicht. Massieren Sie mit kreisenden Bewegungen, der Druck Ihrer Finger sollte dabei aber nicht zu fest sein.

→ Weiter geht es mit Hals, Nacken, Brustbein und Bauch, die Sie sanfter und mit den Handflächen im Uhrzeigersinn kreisend massieren sollten.

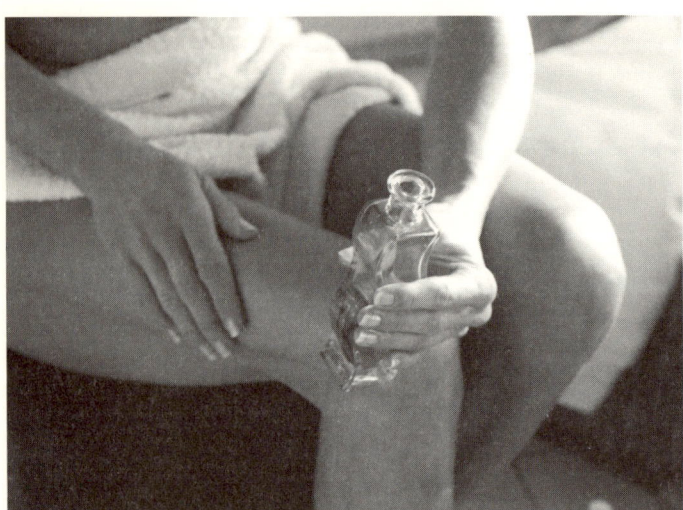

Dieser Klassiker klappt auch bestens ganz privat.

→ Anschließend wenden Sie sich den Armen, Händen, Beinen und Füßen zu. Die langen Arm- und Beinknochen massieren Sie mit gleichbleibend festem Druck auf und ab.

→ Massieren Sie sich fünf bis zehn Minuten lang. Das Öl zieht nach einigen Minuten in Ihre Haut ein.

→ Nach der Massage nehmen Sie ein warmes Bad oder eine warme Dusche. Das Öl bleibt trotzdem über den ganzen Tag wie ein feiner Film auf Ihrer Haut und hüllt Sie schützend ein.

→ Wichtig ist, dass Sie sich direkt nach dem Abhyanga vor Zugluft und Wind schützen. Gehen Sie darüber hinaus auch nicht gleich anstrengenden körperlichen Aktivitäten nach und laufen Sie nicht barfuß.

Bauch-Abhyanga

Sie können auch Teilmassagen mit Sesamöl durchführen, die beispielsweise nur das Gesicht und die Ohren oder die Hände und die Füße betreffen. Besonders das Bauch-Abhyanga ist zu empfehlen, da es an einer Schlüsselstelle des Regelsystems der Doshas ansetzt, bei Apana-Vata (S. 32). Die meisten Störungen von Vata-Dosha haben hier ihren Ursprung und können entsprechend auch an dieser Stelle heilsam und lindernd beeinflusst werden.

Die Bauchmassage stärkt nicht nur Apana-Vata, sondern aktiviert und harmonisiert zugleich Agni, die Verdauungskraft (S. 206). Auch die Peristaltik und damit der Transport des Nahrungsbreis im Magen-Darm-Trakt werden angeregt.

So dient das Bauch-Abhyanga neben der Reinigung und Entgiftung auch der Linderung bei den im Folgenden aufgeführten Beschwerden:

→ Blähungen und Blähungskoliken von Säuglingen
→ Blasenschwäche
→ chronische Rückenschmerzen
→ Darmkrämpfe und Darmträgheit
→ funktionelle Magen-Darm-Störungen
→ Gereiztheit
→ Kolikschmerzen
→ Menstruationsbeschwerden oder -störungen
→ Nackenverspannungen
→ Schlafstörungen
→ Unterleibskrämpfe
→ Verstopfung

Wie Sie die Bauchmassage durchführen

→ Ein guter Zeitpunkt für das Bauch-Abhyanga ist abends vor dem Schlafengehen und natürlich auch tagsüber, wenn Sie Ruhe haben.

→ Bereiten Sie eine kleine Schüssel gereiftes, erwärmtes Sesamöl (S. 123), eine Schüssel heißes Wasser und zwei Handtücher vor.

→ Dann legen Sie sich entspannt auf den Rücken, am besten auf ein großes Badetuch oder eine Decke. Die genannten Utensilien sollten Sie in greifbarer Nähe haben.

→ Geben Sie nun ein wenig Öl auf Ihren Bauch, so dass Ihre Hand leicht gleitet.

→ Massieren Sie jetzt mit sanft streichenden Kreisbewegungen im Uhrzeigersinn Ihren Bauch. Legen Sie dabei Ihre Hand weich und nur mit leichtem Druck des Eigengewichts auf und massieren Sie etwa fünf Minuten lang. Der Nabel ist dabei der Mittelpunkt.

→ Abschließend legen Sie ein feuchtheißes Tuch auf Ihrem Bauch auf. Danach trocknen Sie ihn sanft ab und ruhen noch etwas nach.

Reibemassage – Garshan

Die Garshan-Massage ist eine trockene Reibemassage des ganzen Körpers mit Handschuhen aus Rohseide. Diese bekommen Sie in Apotheken oder medizinischen Fachgeschäften – fragen Sie nach Handschuhen aus Bouretteseide.

Indem sie die Bindegewebe durch die Reibungswärme mild stimuliert, regt die Garshan-Massage den Stoffwechsel und den Kreislauf intensiv an. Ayurveda empfiehlt sie daher zur Ausleitung von Verunreinigungen und Giftstoffen aus dem Körper. Auch bei Morgensteifigkeit durch Wirbelsäulen- und Gelenkerkrankungen, chronischer Polyarthritis sowie bei Blockaden im Energiefluss sollte diese Anwendung durchgeführt werden. Darüber hinaus eignet sich die Reibemassage gut, um ein paar überschüssige Pfunde zu verlieren. Denn indem diese Anwendung Verdauung, Stoffwechsel und Kreislauf anregt sowie das Fettgewebe stimuliert, unterstützt sie die Gewichtsabnahme auf natürliche Weise. Zudem lindert die Garshan-Massage Cellulite.

Eine Reibemassage wird im Ayurveda besonders bei folgenden Beschwerden empfohlen:

→ Arthritis
→ Cellulite
→ Durchblutungsstörungen
→ Erschöpfung
→ Gelenkbeschwerden
→ nervöse Beschwerden
→ schwaches Bindegewebe
→ starkes Schwitzen
→ Übergewicht

Wie Sie die Reibemassage durchführen

→ Garshan sollten Sie morgens gleich nach dem Aufstehen durchführen.

→ Vor dem Garshan sollten Sie wie beim Abhyanga eine kleine Tasse Ingwertee oder Yogi-Tee trinken, um Agni zu

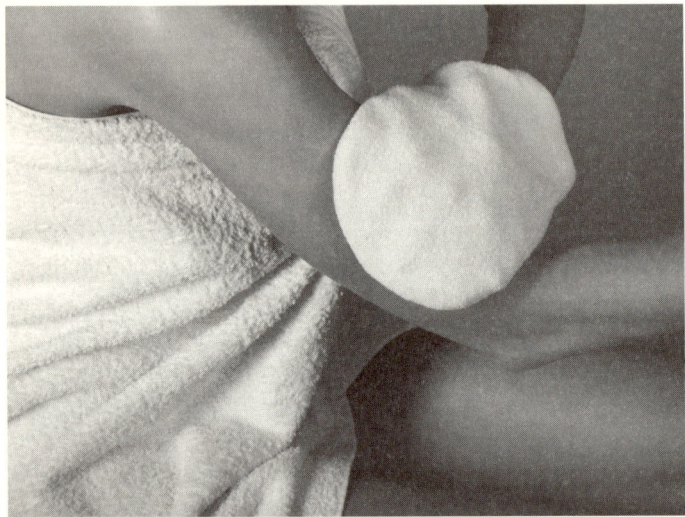

Hier gibt es Streicheleinheiten für den ganzen Körper.

stimulieren und damit die Ausscheidung von Schlacken und Ama zusätzlich zu unterstützen.

→ Massieren Sie mit dem Handschuh generell in kräftigen Bewegungen. An den langen Knochen des Körpers – Oberschenkel, Unterschenkel und Arme – machen Sie lange Bürstenstriche, vor und wieder zurück. An den Gelenken massieren Sie dagegen in kreisenden Bewegungen. Nach ein bis zwei Wochen erhöhen Sie die Anzahl der Striche von zehn bis zwanzig auf dreißig bis vierzig.

→ Beginnen Sie die Massage im Nacken und bewegen Sie sich von dort über die Schultern nach unten fort. Über den Schulter-, Ellbogen-, Hand- und Fingergelenken massieren Sie in kreisenden Bewegungen, an den Ober- und Unterarmen sowie an den Handrücken in langen Strichen.

→ Nach der Massage des oberen Rückens und der Arme fahren Sie an der Brust fort. Sparen Sie dabei den Herzbereich und die Brüste aus. Massieren Sie nur oberhalb der Brüste in langen, horizontalen Strichen mehrmals von oben nach unten und wieder zurück.

→ Den Bauch behandeln Sie ebenso mit langen Bürstenstrichen, zweimal horizontal und dann zweimal diagonal. Wenden Sie etwas mehr Zeit für diesen Bereich auf, denn die größten Fettdepots des Körpers sitzen am Bauch sowie an den Oberschenkeln, am Po und an den Armen.

→ Anschließend sind die Hüften an der Reihe, die Sie kräftig kreisförmig massieren.

→ Mit langen Strichen über die Ober- und Unterschenkel sowie die Füße und kreisenden Bewegungen über den Kniegelenken und Knöcheln schließen Sie Ihre Gharshan-Massage ab.

Augenbad mit Ghee – Akshitarpana

Eine wirkungsvolle Anwendung bei ermüdeten und angestrengten Augen, die dann häufig gerötet oder geschwollen sind, ist das Akshitarpana, ein Augenbad mit Ghee (S. 213). Beim klassischen Akshitarpana, so wie man es in Indien durchführt, legt sich der Patient auf den Rücken und erhält einen Ring aus Mehlteig um die Augen, damit das Ghee nicht abläuft. Dann wird so viel Ghee auf die Augen gegossen, bis sie vollständig bedeckt sind. Anschließend öffnet der Patient die Augen und lässt das heilkräftige Ghee einwirken. Die Dauer dieser Anwendung richtet sich nach der zu behandelnden Beschwerde: Bei Kapha-Störungen 166 Sekunden, bei Pitta-Störungen 200 und bei Vata-Störungen 333 – so schreiben es die alten ayurvedischen Texte vor.

Wie Sie das Augenbad durchführen

Zur selbstständigen Anwendung nutzen Sie diese einfache Variante.

→ Füllen Sie eine Augenbadewanne (aus der Apotheke) mit Ghee, drücken Sie die Augenwanne auf das zu behandelnde Auge und öffnen Sie dieses. Wie Sie Ghee herstellen, erfahren Sie auf S. 214.

→ Führen Sie diese Behandlung nicht länger als zwei Minuten durch, denn sonst wird das Auge zu sehr angestrengt.

→ Anschließend spülen Sie das Auge vorsichtig mit warmem Wasser aus.

Ölbad – Snehavaghaha

Eine sehr angenehme Anwendung ist das Sitzen in einer mit Öl gefüllten Badewanne: Das Snehavaghaha entspannt den gesamten Organismus, erhöht die körperliche und geistige Vitalität und beruhigt die Doshas. Deshalb empfiehlt sich das Ölbad besonders nach einem anstrengenden Arbeitstag zur Regeneration auf allen Ebenen. Darüber hinaus wirkt es entschlackend und entgiftend.

Da dieser gesunde Genuss relativ kostspielig ist – Öle sind nicht ganz billig –, können Sie auf eine Mischung aus warmem Wasser und Öl ausweichen.

Wie Sie das Ölbad durchführen

Bitte beachten Sie vorab: Wenn Sie aktuell unter Kapha-Störungen wie Erkältungskrankheiten oder Nasennebenhöhlenentzündungen leiden, sollten Sie kein Snehavaghaha durchführen.

→ Lassen Sie 10 Teile warmes Wasser (nicht über 38 °C) in Ihre Badewanne einlaufen und geben Sie ein Teil Öl dazu. Bei 30 Liter Wasser wären dies also drei Liter Öl.

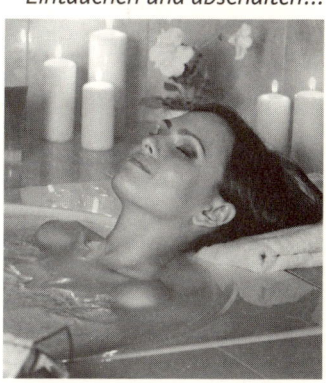

Eintauchen und abschalten...

→ Als Badeöle eignen sich gereiftes Sesamöl (S. 123), Mandel- sowie Jojobaöl.

→ Bleiben Sie nicht länger als 15 Minuten in der Wanne, auch wenn es noch so angenehm ist.

→ Trocknen Sie sich anschließend sanft ab und ruhen Sie sich noch ein wenig aus.

Heißwasserbad – Avaghaha Sweda

Ebenfalls sehr reinigend, entgiftend und wohltuend ist das Heißwasserbad.

Wie Sie das Heißwasserbad durchführen

→ Vor dem Avaghaha Sweda sollten Sie ein Abhyanga (S. 135) durchführen, um Ihre Hautporen zu öffnen.

→ Füllen Sie Ihre Badewanne mit heißem Wasser (nicht über 42° C) und geben Sie einige Esslöffel warmes, gereiftes Sesamöl (S. 123) hinzu.

→ Setzen Sie sich in die Wanne. Das Wasser sollte Ihnen dabei bis zur Brust reichen.

→ Achten Sie darauf, dass die Wassertemperatur möglichst konstant bleibt; lassen Sie eventuell mehrmals heißes Wasser nachlaufen.

→ Wenn Sie beginnen, im Gesicht zu schwitzen, und die ersten Schweißperlen auf der Stirn erscheinen, war das Avaghaha Sweda erfolgreich und hat seine gewünschte Wirkung entfaltet.

→ Bleiben Sie insgesamt 10 bis 15 Minuten lang in der Wanne, trocknen Sie sich dann gut ab und ruhen sich danach noch ein wenig aus.

Heiße Packung mit Zitronen – Jambira Pinda Sweda

Mit Pinda Sweda werden im Ayurveda Wärmeanwendungen, lokal oder am ganzen Körper, bezeichnet, bei denen bestimmte medizinische Kräuter- oder Breizubereitungen erhitzt und in Tücher verpackt aufgelegt werden. Zur selbstständigen Durchführung geeignet ist Jambira Pinda Sweda, eine lokale Anwendung mit erhitzten Zitronenstücken. Sie regt die Entschlackung und Ausleitung von Giftstoffen intensiv an. Zudem hilft Jambira Pinda Sweda dabei, überschüssiges Fett abzubauen, und glättet die Haut. Deshalb eignet sich diese Behandlung auch sehr gut bei Cellulite. Wer also ein paar Pfunde verlieren oder Problempölsterchen loswerden möchte, sollte diese heiße Packung regelmäßig durchführen.

Wie Sie die heiße Packung mit Zitronen durchführen

→ Schneiden Sie zunächst 1,5 bis 2 kg Zitronen in daumengroße Stücke und bräunen diese in einer Bratpfanne in einem Esslöffel Senföl leicht an.

→ Geben Sie 200 g Kokosraspel zu den Zitronen und lassen Sie diese ebenfalls leicht anbräunen. Dann die Pfanne vom Herd nehmen, die Masse in vier Gaze-Tücher füllen und diese zubinden.

→ Reinigen Sie die Bratpfanne und geben Sie wieder etwas Senföl hinein. Legen Sie die gefüllten Gaze-Tücher in die Pfanne und halten Sie sie auf diese Weise warm.

→ Bevor Sie die Wickel auflegen (für jeweils etwa dreißig Minuten), sollten Sie eine Ganzkörperölmassage, ein Abhyanga (S. 135) durchführen.

→ Nehmen Sie dann jeweils zwei der mit Zitrone und Kokos

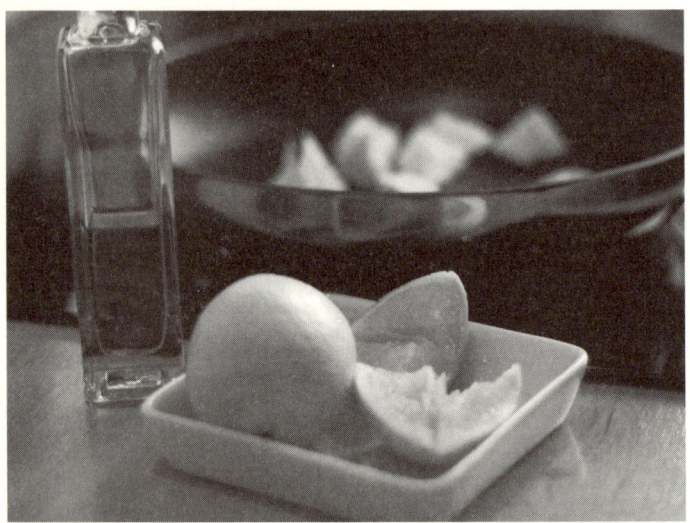

Die Zitronenpackung gelingt auch in der heimischen Küche.

gefüllten, warmen Gaze-Tuchpackungen und massieren Sie damit leicht die zu behandelnden Stellen, jeweils von zwei Seiten gleichzeitig und immer vom Herzen weg abwärts.

→ Sobald die ersten beiden Packungen erkaltet sind, wiederholen Sie die Anwendung mit den nächsten beiden, noch warmen.

→ Nach der Anwendung waschen Sie die behandelten Hautstellen mit etwas warmem Wasser ab.

Weitere Anwendungen des Panchakarma

Zum großen Reigen der Panchakarma-Behandlungen gehören auch viele, die nur von geschulten und erfahrenen Ayurveda-Ärzten und -Therapeuten durchgeführt werden sollten. Sie eignen sich nicht zur selbstständigen Anwendung. Lernen Sie diese aber trotzdem kennen, für den Fall, dass Sie ja doch einmal in den Genuss einer professionellen Ayurveda-Kur kommen.

Stirnguss mit Öl – Shirodhara

Einer der „Klassiker" unter den ayurvedischen Reinigungsanwendungen ist der Stirnguss mit Öl. Es existiert kaum ein Bericht über die alte indische Gesundheitslehre ohne eine Abbildung von Shirodhara. Das ist gut verständlich, denn der Stirnguss mit Öl gehört zu den angenehmsten und in Folge beliebtesten Vertretern aus dem Behandlungskanon des Ayurveda. Für viele Patienten ist er ein ganz besonderes Erlebnis innerer Ruhe, Harmonie und Losgelöstseins. Die verwendeten Öle, meist Sesamöl sowie seltener auch Olivenöl, Mandelöl oder Sonnenblumenöl, haben eine Temperatur von bis zu 25 °C und sind mit bestimmten heilkräftigen Kräuteressenzen angereichert, die einen Strom heilender Substanzen aus der „inneren Apotheke" freisetzen.

Was zunächst recht simpel aussieht, erfordert jedoch viel Fachwissen, Konzentration und Erfahrung. Ebenso sollte die teilweise sehr intensive Wirkung des Stirngusses nicht unterschätzt werden. Daher werden Shirodharas im Wellnessbereich nur 25 bis maximal 30 Minuten durchgeführt.

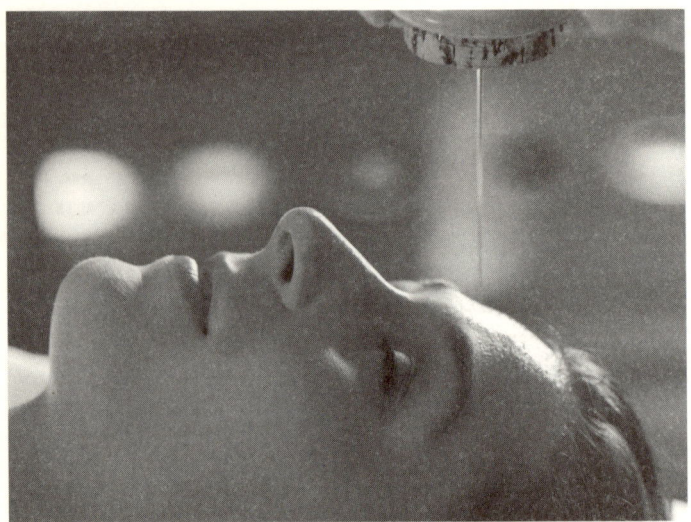

Die wohl bekannteste Anwendung im Ayurveda: der Stirnguss.

Länger andauernde Stirngüsse sollten zuvor mit einem Ayurveda-Arzt besprochen und abgeklärt werden.

Zur Behandlung legt man sich rücklings auf einen Tisch und beugt den Kopf entspannt etwas nach hinten. Den warmen Ölstrahl lässt der Ayurveda-Therapeut dann in kontinuierlichem Fluss auf den oberen Teil der Stirn laufen – genau auf das sogenannte „dritte Auge" in der Mitte der Stirn. Dabei müssen viele Details berücksichtigt werden. So sind für die therapeutische Wirkung nicht nur Ölsorte, Öltemperatur und Strahlstärke entscheidend, sondern auch Ölmenge, Strahllänge und Position. In der Regel wird das körperwarme Öl in einem Zinn- oder Kupferkessel aufbewahrt, in dessen Boden sich ein Loch befindet. Dieser Kessel kann an der Decke hängen oder an einem Ständer befestigt sein. Der Therapeut stellt nun Abstand und Position genau ein und lässt den Ölstrahl ganz ruhig auf die Stirn laufen oder von links nach rechts über die Stirn gleiten. Um sich möglichst schnell entspannen zu können, geht einem Stirnguss oftmals eine kleine Kopf- oder Ganzkörpermassage voraus. Der Stirnguss wirkt so beruhigend, dass viele Patienten dabei einschlafen. Anschließend sollte man noch 10 bis 15 Minuten lang liegen bleiben, um langsam wieder in die Gegenwart zurückzufinden.

Eine Variante des Shirodhara ist ein Stirnguss mit Kuhmilch. Dazu werden 16 Liter Wasser mit zwei Liter Kuhmilch gemischt und die Flüssigkeit durch langes Kochen auf zwei Liter reduziert. Das Ganze wird abgeseiht und abgekühlt. Die weitere Vorgehensweise entspricht dann dem Shirodhara mit Öl.

Shirodhara empfiehlt sich besonders bei folgenden Beschwerden:

→ Bluthochdruck
→ Erschöpfungszustände
→ Haarausfall
→ Konzentrationsschwierigkeiten
→ Kopfschmerzen
→ Migräne
→ nachlassende Hirnleistung
→ Nackenverspannungen
→ nervös bedingte Erkrankungen
→ neurologische Erkrankungen
→ neurovegetative Störungen
→ Rückenschmerzen
→ Schlafstörungen
→ Stress
→ zur Regeneration

Schwitzbehandlung – Swedana

Im Zuge der klassischen ayurvedischen Reinigungstherapien gibt es viele Swedanas, Schwitzbehandlungen. Die bekannteste ist der „Schwitzkasten". Andere Versionen sind Schwitzkuren mit heißem Tee oder mit trockener Hitze, vergleichbar unserer Sauna.

Bei der traditionellen Anwendung, dem Schwitzkasten, sitzt man auf einem Stuhl in einem großen Kasten, in den warmer Wasserdampf mit etwa 39 °C eingeleitet wird – der Kopf schaut dabei oben aus dem Kasten heraus. Zur Vorbereitung auf die Behandlung erhält man vorab in der Regel ein Abhyanga mit Sesamöl.

Die durch die Massage gelösten Gift- und Schlackenstoffe werden vom Blut abtransportiert und ausgeschwitzt. Obwohl die meisten Menschen sich äußerst wohl bei einem Swedana fühlen, achtet der Therapeut stets darauf, dass man nicht zu lange im Schwitzkasten bleibt: Sobald der Schweiß von der Stirn läuft und sich der ganze Körper warm und gut durchblutet anfühlt, werden noch etwa fünf Minuten zugegeben, und dann wird das Swedana beendet. Anschließend reibt man sich sorgfältig mit mehreren Handtüchern ab, badet oder duscht.

Ein Swedana ist besonders bei folgenden Beschwerden sinnvoll:

→ Allergien
→ Asthma
→ Cellulite
→ Entgiftung
→ Erkältungskrankheiten
→ Gelenkbeschwerden

→ Muskelverspannungen
→ schwaches Bindegewebe
→ starke Verschlackung
→ Stressabbau
→ Übergewicht
→ unreine Haut

„Kopfeinlauf" mit Öl – Shirovasti

Die wörtliche Übersetzung von Shirovasti bedeutet „Kopfein-lauf". Nun hat unser Schädel bekanntermaßen keine natür-liche Öffnung für diesen Zweck, und so behilft man sich im Ayurveda mit einem Lederhut, der auf den Kopf gesetzt wird. Er ist nach oben offen und schließt mit Hilfe von Gazetüchern dicht am Kopf ab. Dieser Kopfputz wird mit heilkräftigen Ölen gefüllt, die für jeden Menschen individuell ausgewählt werden. Je nach Konstitutionstyp und Beschwerde trägt man diesen Lederhut bis zu fünfzig Minuten. Wichtig beim Shiro-vasti ist, dass die Temperatur des Öls konstant gehalten wird.

Sobald die Nase zu laufen beginnt, ist dies das Zeichen für den Therapeuten, dass das Shirovasti wirksam war. Das Öl wird dann mit Schwämmen oder Tüchern wieder aufgenom-men und der Lederhut vorsichtig vom Kopf entfernt. Nach dem Shirovasti folgt in der Regel noch eine Ölmassage von Kopf, Nacken und Rücken und ein warmes Bad.

Shirovasti empfiehlt sich besonders bei folgenden Beschwerden:

→ Bluthochdruck
→ Depressionen
→ Herzrasen
→ innere Unruhe
→ nervös bedingte Störungen
→ neurologische Krankheiten
→ psychiatrische Erkrankun-gen
→ Rehabilitation nach einem Schlaganfall
→ Schlafstörungen
→ vegetative Störungen

Synchronmassage – Samvahana

Das Samvahana gehört ebenfalls zu den sehr angenehmen Panchakarma-Behandlungen: Vier oder sechs geschickte Hände massieren den ganzen Körper von oben bis unten sanft mit warmen heilenden Ölen – stets in vollkommener Übereinstimmung der Bewegungen. Nach einer Weile hat man das Gefühl, dem Hier und Jetzt zu entschweben, denn das Samvahana hat eine überaus beruhigende Wirkung auf das Nervensystem und entspannt Geist und Seele. Die zarten, absolut synchron – auch was Geschwindigkeit und Druckintensität anbelangt – ausgeführten Berührungen sind hervorragend geeignet, um wieder zum inneren Gleichgewicht zurückzufinden.

Ayurveda empfiehlt eine Synchronmassage vor allem bei folgenden Beschwerden:

→ innere Unruhe
→ Nervosität
→ Konzentrationsschwäche
→ Schlafstörungen
→ Kopfschmerzen
→ Stresszustände

Vier oder mitunter sechs Hände verwöhnen von Kopf bis Fuß.

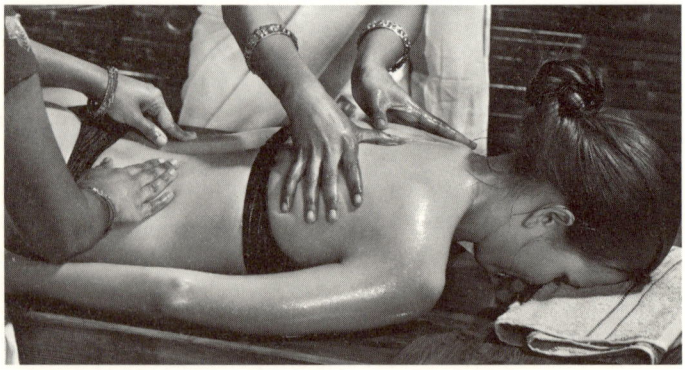

Kopfwickel – Picu

Bei dieser Anwendung werden Gazetücher mit heilendem Öl getränkt und auf die Stirn gelegt. Die Dauer des Picu richtet sich nach Konstitutionstyp und Beschwerde.

Ayurveda empfiehlt einen Kopfwickel vor allem bei folgenden Beschwerden:

→ Akne
→ Augenerkrankungen, unter anderem Bindehautentzündung
→ Haarausfall
→ leichte Verletzungen im Gesicht
→ rissige und faltige Gesichtshaut
→ unreine Haut, die zu Pickeln und Mitessern neigt

Massage mit Pflanzenpulvern – Udvarthana

Udvarthana ist eine intensive Reibemassage des ganzen Körpers mit einem Brei aus Öl, gemahlenem Getreide und Kräutern. Die Udvarthana-Massage wird im Rahmen einer Panchakarma-Behandlung in der Regel synchron von zwei Therapeuten durchgeführt. Sie massieren zunächst den ganzen Körper mit etwas Öl und reiben ihn dann mit dem Brei ein. Im Anschluss an das Udvarthana folgt meist noch ein Swedana, eine Schwitzbehandlung (S. 152), bevor der Brei und das Öl in einem Heißwasserbad abgewaschen werden.

Udvarthana kann im Grunde auch mit einem Ganzkörper-Peeling verglichen werden, das abgestorbene Hautzellen entfernt und die Haut wieder rosig durchblutet und frisch aussehen lässt. Doch es kann noch einiges mehr: Es regt den Zell- und Organstoffwechsel sowie den Kreislauf intensiv an, reinigt die Körpergewebe und entgiftet nachhaltig.

Udvarthana kommt besonders bei folgenden Beschwerden zum Einsatz:

→ Cellulite
→ schwaches Bindegewebe

→ Stressabbau
→ Übergewicht

Ganzkörperölguss – Pizhichil

Pizhichil wird auch als „Königsguss" bezeichnet, denn der wohltemperierte Ölguss über den ganzen Körper ist überaus angenehm und gehört zu den Höhepunkten jeder Panchakarma-Behandlung.

Zunächst erhält man ein Abhyanga (S. 135), eine Ganzkörperölmassage. Anschließend legt man sich auf einen speziellen Massagetisch, der aus einem einzigen Stück des Strychnos-Nuxvomica-Baumes gearbeitet ist. Der Tisch hat an jeder Seite eine mehrere Zentimeter hohe Kante, die verhindert, dass das Öl abläuft. Denn dieses wird über ein Loch am Fußende des Behandlungstisches aufgefangen und erneut verwendet.

Für das Pizhichil kommen spezielle Kräuteröle zum Einsatz. Sie werden im Wasserbad erhitzt und laufen dann mit einer Temperatur von 45 °C in kontinuierlichem Strom aus einer bestimmten Höhe auf den Körper des Patienten hinab.

Im Zuge einer Synchronmassage durch zwei Therapeuten werden die Öle dann sanft in den gesamten Körper einmassiert. Nach der Behandlung sollte der Patient noch etwa eine halbe Stunde ruhen und sich dann warm duschen oder baden.

Pizhichil regt den Stoffwechsel intensiv an, reinigt und entgiftet nachhaltig. Zudem regeneriert der Königsguss Körper, Geist sowie Seele und bringt eine tiefe Entspannung. Diese ist auch im Spiegelbild zu sehen: Die Haut ist glatt, zart und gut durchblutet und verleiht ein vitales und frisches Aussehen.

Ein Ganzkörperölguss wird vor allem bei folgenden Beschwerden verordnet:

→ Arthritis
→ Knochenbrüche
→ Bluthochdruck
→ Durchblutungsstörungen
→ Erschöpfungszustände
→ Gelenkschmerzen
→ geschwächtes Abwehrsys-
   tem
→ Kreislaufschwäche
→ rheumatische Beschwer-
   den
→ schwaches Bindegewebe
→ sexuelle Probleme
→ Störungen des Nervensystems
→ trockene, spröde Haut

Abführen – Virecana

Virecana ist eine der zentralen ayurvedischen Heilmethoden und wird auch im Zuge jeder Panchakarma-Behandlung durchgeführt. In allen klassischen Ayurveda-Texten finden sich lange Listen mit Präparaten, die zum Abführen verwendet werden können: von Triphala-Churna über Kuhmilch bis hin zu Kuhurin.

Virecana reinigt die inneren Organe, leitet überschüssiges Dosha, Gift- und Schlackenstoffe aus dem Körper und hilft, die eigenen Selbstheilungskräfte wieder freizusetzen. Diese Darmbehandlung ist auch ein hervorragendes Mittel zur Pflege der Haut, denn die Gesundheit unserer Verdauung spielt eine wesentliche Rolle bei der Erhaltung eines reinen und schönen Hautbildes.

Ayurvedische Abführmittel sind sehr mild und ausgewogen in ihrer Zusammensetzung. Bei ihrer Auswahl wird immer die Verdauungskraft des Patienten mitberücksichtigt. Für Menschen mit einer schwachen Verdauung empfiehlt sich ein mildes Abführmittel, bei Zeitgenossen mit starkem Agni kann dagegen eine kräftigere Rezeptur zum Einsatz kommen. Auch im Ayurveda hochgeschätzt ist Rhizinusöl, das Sie mit etwas Wasser und Milch vermischt einnehmen. Sie können sich selbstverständlich von Ihrem Ayurveda-Arzt auch individuell ein Präparat verordnen lassen.

Bitte beachten Sie: Virecana ist nur dann geeignet, wenn Sie sich stark und kräftig genug dafür fühlen. Nach längeren Krankheiten, grippalen und fieberhaften Infekten, bei Hämorrhoiden, Durchfall, Verstopfung oder anderen Erkrankungen im Darmbereich, aber auch nach Phasen großer geistiger und körperlicher Beanspruchung sollten Sie diese Anwendung nicht durchführen. Ebenso sollten Kinder, ältere Menschen und Personen mit einem sehr niedrigen Blutdruck kein Virecana anwenden. Denn man darf nicht außer Acht lassen, dass diese Reinigungsmaßnahme dem Organismus doch einiges abfordert.

Gut gerüstet zur Reinigung und Entgiftung unseres Darms

Alle Ganzkörper- und Teilanwendungen des Panchakarma, über die Sie auf den vorangegangenen Seiten ausführlich lesen konnten, haben die gleiche Aufgabe: Sie bereiten unseren Organismus gut auf die ausleitenden Darmbehandlungen vor. Eine regelmäßige Reinigung des wichtigen Organs Darm ist die Basis zur Erhaltung sowie zur Wiederherstellung der Gesundheit. Sie ist das beste Mittel, den Darm von allem Schädlichen zu befreien und ihm zu helfen, seine Bakterienflora im richtigen Gleichgewicht zu halten. Die ausleitenden Darmbehandlungen spielen daher auch eine Schlüsselrolle im Panchakarma, denn sie leiten die Schlacken und Giftstoffe aus, die bei den vorbereitenden Therapien gelöst wurden. Darüber hinaus entfernen sie überschüssige Doshas und helfen, dass sie sich wieder an ihren ursprünglichen Hauptsitzen niederlassen.

Die wichtigen Darmbehandlungen erfolgen in Form von Abführen, Virecana, oder durch einen Einlauf, Vasti. Diese therapeutischen Einläufe werden als beruhigende, ausleitende oder ernährende Klistiere, die zum Teil nach sehr komplizierten traditionellen Rezepten hergestellt werden, von geschulten Therapeuten sanft appliziert. Sie sind ausgewogen zusammengestellt und schützen den Darm.

Wie Sie beim Abführen vorgehen

→ Sehr wichtig ist, dass Sie vor dem Virecana ungefähr eine halbe Tasse Ghee (S. 213) trinken. Ihr Darm muss für diese Anwendung weich, geschmeidig und vor allem „geölt" sein, um nicht auszutrocknen und dadurch übermäßig gereizt zu werden.

→ Nehmen Sie das Abführmittel zur Pitta-Zeit, also zwischen 10 bis 14 Uhr oder von 22 bis 2 Uhr (S. 49) ein. Dann ist Ihr Verdauungsfeuer am aktivsten, und die Mittel sind am wirksamsten.

→ Zur Einnahme und Anwendung orientieren Sie sich bitte auch an den Empfehlungen auf der Packung des Präparats.

→ Achten Sie darauf, dass sich eine Toilette in Ihrer Nähe befindet, denn oft zeigt ein Abführmittel seine Wirkung schneller als gedacht.

→ Bis zur Entleerung des Darms sollten Sie nichts essen. In der Regel können Sie also nach maximal zwölf Stunden wieder etwas zu sich nehmen.

→ Sollte sich der „Erfolg" nicht einstellen, essen Sie eine leichte und kleine Mahlzeit und wiederholen das Ganze am nächsten Tag.

Einlauf – Vasti

Der Vasti ist eine auch in der westlichen Medizin häufig angewandte und sehr bewährte Methode der ausleitenden Darmbehandlung. Durch einen Einlauf wird der Dickdarm gründlich entleert und gesäubert und auf diese Weise der gesamte Körper rasch und vor allem sanft entgiftet. Auch bei vielen akuten Beschwerden wie beispielsweise Fieber, Verdauungsstörungen, fieberhaften Erkältungen oder Kopfschmerzen ist der Griff zu Klistierspritze und Schlauch der richtige.

Vasti bedeutet übersetzt eigentlich Büffelblase, die man früher auch tatsächlich für den Einlauf verwendete. Er ist eine der wichtigsten Anwendung des Panchakarma – in der klassischen ayurvedischen Literatur wird ihm große Bedeutung beigemessen. Entsprechend viele Arten von Einläufen wendet man im Ayurveda an, der übrigens neben der bei uns gebräuchlichen rektalen Form auch Einläufe in die Vagina oder die Harnröhre kennt. Generell unterscheidet man zwei Varianten: den Niruha Vasti, das ist ein Einlauf mit Abkochungen von Heilkräutern, und den Anuvasana Vasti, ein Einlauf mit Ölen oder mit Öl versetzten Flüssigkeiten. In der Regel werden beide Arten des Vasti miteinander kombiniert.

Die Klistiere für diese Einläufe werden meist nach sehr komplizierten traditionellen Rezepten hergestellt und von geschulten Therapeuten verabreicht. Alle Vastis sind sehr ausgewogen zusammengestellt und werden sanft eingeführt, um den Darm zu schützen. Zuvor erhält der Patient eine ausgiebige Ölmassage oder wird einer Schwitzkur unterzogen.

Für Ihren Hausgebrauch benötigen Sie ein Einlaufgerät; in der Regel liegen der Packung auch detaillierte Hinweise zum richtigen Gebrauch bei.

Bitte beachten Sie: Einen Einlauf sollten Sie nur dann durchführen, wenn Sie sich kräftig genug dazu fühlen und weder hungrig noch durstig sind. Kinder, ältere Menschen, Schwangere und Personen, die sich gerade in der Rekonvaleszenz nach einer Erkrankung befinden, sollten keinen Einlauf vornehmen. Auch bei Hämorrhoiden, Analfissuren und anderen Erkrankungen des Magen-Darm-Trakts sollten Sie darauf verzichten.

Wie Sie einen Einlauf durchführen

→ An den drei Tagen vor dem geplanten Vasti sollten Sie ausführliche Abhyangas (S. 135) durchführen, um Ihren Organismus vorzubereiten.

→ Sie benötigen ein Einlaufgerät (aus der Apotheke oder dem medizinischen Fachgeschäft), bestehend aus einem zwanzig Zentimeter langen Einlaufrohr, Spülgefäß (Irrigator) und Klysopompspritze. Dazu besorgen Sie sich Vaseline oder eine andere fettende Creme, als Spülflüssigkeit nehmen Sie lauwarmes, abgekochtes Wasser.

→ Füllen Sie das Spülgefäß mit einem Liter lauwarmem Wasser und hängen Sie es im Bad über die Türklinke oder einen Handtuchhalter. Lassen Sie die Luft zur Probe aus dem Schlauch ins Waschbecken oder die Badewanne entweichen.

→ Stecken Sie dann das Darmrohr an das harte Ansatzstück des Irrigatorschlauches und fetten Sie das Ende des Rohrs mit Vaseline oder einer anderen Hautcreme ein.

→ Gehen Sie in die Hocke oder knien sich auf den Boden. Stützen Sie den Oberkörper mit den Ellbogen ab und führen Sie das Darmrohrende langsam in den After ein.

→ Lassen Sie dann das Wasser gleichmäßig in den Darm laufen und führen Sie dabei das Rohr nach und nach weiter in den Darm hinein. Atmen Sie dabei ruhig und gleichmäßig ein und aus.

→ Halten Sie das Wasser so lange im Darm, bis Sie einen Entleerungs(Stuhl-)drang spüren. Das ist in der Regel nach maximal fünf Minuten der Fall.

→ Bei der Reinigung des Darms kommt es zu einem Flüssigkeitsverlust. Diesen müssen Sie durch reichlich Trinken wieder ausgleichen. Ideal hierfür sind heißes Wasser und ungezuckerte Kräutertees.

Weitere ayurvedische Reinigungsanwendungen

Der erste Abschnitt dieses Kapitels widmete sich den reinigenden Behandlungen im Rahmen des Panchakarma. Dieses komplexe System an aufeinander abgestimmten Anwendungen hat wie mehrfach erwähnt eine tragende Rolle in der ayurvedischen Heilkunde. Doch diese kennt noch viele andere Maßnahmen zur Reinigung und Entgiftung unseres Körpers. Viele von ihnen sind Bestandteil der regelmäßigen Pflege unserer Haut und Haare sowie unserer Zähne und Nägel. Entsprechend befasst sich der zweite Abschnitt dieses großen Kapitels nun mit den weiteren ayurvedischen Reinigungsanwendungen. Weil sie einfach durchzuführen sind, lassen sie sich auch leicht in das tägliche Pflegeritual integrieren. Diese Anwendungen sind rundum wertvoll für die Gesundheit und darüber hinaus sehr angenehm und wohltuend.

Reinigung und Pflege von Zähnen und Mund

Der ausführlichen Reinigung und Pflege von Zähnen und Mund wird im Ayurveda großer gesundheitlicher Wert beigemessen. Zwar sind die Maßnahmen recht aufwendig und zeitintensiv, doch die Mühe wird reich belohnt durch mehr Wohlbefinden, Gesundheit und Schönheit. Zudem schreibt Ayurveda der täglichen Zahn- und Mundhygiene guten Mundgeruch, weniger Falten und Hautflecken, eine stabile Stimme und gutes Sehvermögen sowie insgesamt ein deutlich besseres Aussehen zu. Diese positiven Effekte wollen Sie wahrscheinlich bald nicht mehr missen…

Ayurvedische Empfehlungen zur Zahnpflege

→ Eines vorweg: Karies und Zahnfleischerkrankungen sind häufige Folgen von Plaque, Zahnbelägen. Diese bestehen aus Zellen der Mundschleimhaut, Speiseresten, Speichel, Bakterien und Pilzen. Eine ausgewogene Ernährung, welche die Doshas Ihres Konstitutionstyps harmonisiert und auf frischen natürlichen Nahrungsmitteln basiert, kann Plaque verhindern.

→ Zwei- oder dreimaliges Zähneputzen pro Tag sollten zu Ihrer Routine gehören. Am besten, man putzt sich die Zähne nach jeder Mahlzeit, also auch nach den Zwischenmahlzeiten. So werden Ihre Zähne am effektivsten vor Plaque-Befall geschützt, denn ein sauberer Zahn wird nicht so leicht krank.

→ Die traditionelle ayurvedische Reinigung der Zähne erfolgt mit Hilfe bleistiftlanger und sauberer Zweige des Niembaumes (S. 232). Sie werden an einem Ende mittels Kauen oder Zerstoßen ein wenig ausgefranst und ersetzen so die Zahnbürste. Aus dem Öl der Niembaumblätter werden in Indien auch Zahnpasta und Seife hergestellt. Sie müssen diese althergebrachte Prozedur natürlich nicht nachmachen, sondern nutzen Ihre gewohnten Utensilien zur Zahnreinigung.

→ Ihre Zahnbürste sollte einen etwa 1,5 cm langen Borstenhals mit drei Reihen Borsten besitzen, die jeweils gleich hoch sind. Putzen Sie Ihre Zähne zwei bis drei Minuten pro Putzvorgang und lassen Sie die Zahnbürste dabei leicht kreisen. Entscheidend ist die Gründlichkeit des Bürstens und Massierens von Zähnen und Zahnfleisch. Achten Sie darauf, dass Sie Ihr ganzes Gebiss, Zahn für Zahn, von der Innen- und Außenseite her sorgfältig reinigen. Anschließend spülen Sie Ihren Mund mit klarem Wasser. Prüfen Sie mit der Zungenspitze, ob sich Ihre Zähne glatt anfühlen, denn dann sind sie ganz sauber. Verwenden Sie Ihre Zahnbürste übrigens nicht länger als zwei Monate.

→ Eine andere Art und Weise seine Zähne auf ayurvedische Art zu reinigen, geschieht ohne Zuhilfenahme einer Bürste. Man putzt sie vielmehr mit Hilfe der Finger und einer Mischung aus einem Teil fein gemahlener Nussbaumrinde und drei Teilen Meersalz. Mit den Fingern putzen Sie nicht nur die Zähne, sondern massieren auch eingehend Ihr Zahnfleisch. Verzichten Sie darauf, zusätzlich eine Bürste zu benutzen, denn damit beschädigen Sie unter Umständen Ihren Zahnschmelz.

→ Die ayurvedische Alternative zur Zahnseide ist die Gandusha, die Mundspülung mit Öl (S. 130). Die Gandusha kräftigt das Zahnfleisch und schützt es gegen schädliche Erreger.

Unsere Zähne sagen viel aus

Mit unseren Zähnen und unserem Mund werden im allgemeinen Sprachgebrauch die verschiedensten Charaktereigenschaften assoziiert. Ein Mensch, der zum Beispiel auf dem Zahnfleisch geht, ist völlig erledigt und kraftlos. Einem jungen, selbstbewussten und anziehenden Menschen dagegen sagt man gerne nach, er habe Biss. Das heißt nichts anderes, als dass dieser stark und durchsetzungsfähig ist. Doch auch ein älterer Mensch, der ohne Zahnersatz auskommt, wirkt jugendlicher und gesünder als ein Prothesenträger. Ihm wird nicht nur eine bessere körperliche Gesundheit zugesprochen, sondern auch eine höhere geistige Regsamkeit. Gesunde Zähne stehen somit also für eine gute körperliche und geistige Gesamtverfassung.

→ Damit ist das Reinigungs- und Pflegeritual Ihrer Zähne aber noch nicht abgeschlossen – erst die gründliche Reinigung der Zunge macht es perfekt.

Die Zunge – Indikator unseres Wohlbefindens

Anhand der Beschaffenheit unserer Zunge, ob sie geschwollen oder eingeschrumpft wirkt, ob sie belegt ist und wie der Belag aussieht, kann ein Ayurveda-Arzt einiges über den momentanen Gesundheitszustand erfahren. Ist die Oberfläche der Zunge zum Beispiel rissig, so kann dies auf Nieren- oder Magenprobleme hinweisen. Ist eine Zunge hingegen mit vielen Schlacken belegt, die aus abgestorbenen Zellen, Speiseresten und Bakterien bestehen, lassen sich daraus Rückschlüsse auf erkrankte Verdauungsorgane ziehen. Oft entsteht ein solcher Zungenbelag aber auch einfach „nur" durch schlechtes Kauen der Nahrung. Ein weißlich verfärbter Belag gilt in der ayurvedischen Medizin wiederum als Indiz für eine vermehrte Ansammlung von Schlacken- und Giftstoffen im Körper. Ein sehr dicker Zungenbelag kann darauf hindeuten, dass das Abendessen am Vortag zu schwer war und nicht vollständig verdaut werden konnte. Generell gilt: Je gesünder die Lebens- und Ernährungsweise, desto geringer ist der Zungenbelag ausgeprägt.

Das regelmäßige Entfernen des Zungenbelages gehört zum festen Repertoire der ayurvedischen Mundpflege. Traditionell wird dazu ein aus Kupfer, Silber oder Stahl gefertigter Zungenschaber benutzt, mit dem man von der Zungenwurzel aus nach vorn in Richtung Zungenspitze schabt. Dieses Vorgehen sollten Sie sich angesichts seiner positiven Effekte auf Ihre Gesundheit ebenfalls zur Gewohnheit machen. Sie müssen Ihre Zunge ja nicht täglich von Belägen säubern; dreimal wöchentlich genügt. Einen speziellen Zungenschaber bekommen Sie in Fachgeschäften für medizinischen Bedarf

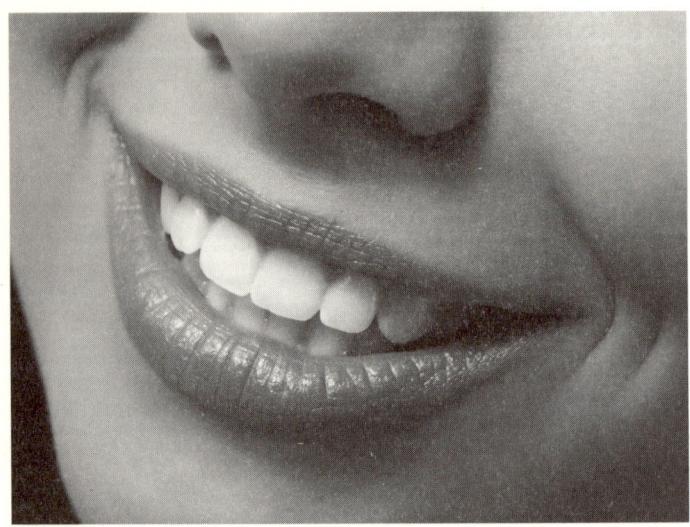

Die beste Visitenkarte: gesunde und damit schöne Zähne.

sowie in Apotheken. Alternativ zum Zungenschaber können Sie entweder einen flachen Holzspatel oder eine Zahnbürste nehmen, die Sie nur zu diesem Zweck verwenden.

Ayurvedische Empfehlungen zur Mundhygiene

Führen Sie auch regelmäßig ayurvedische Mundspülungen durch. Denn diese sind die ideale Grundlage für eine ausgewogene Mundhygiene, da sie im Gegensatz zu desinfizierenden und scharfen Mundwässern die natürliche Mundflora erhalten und die Zusammensetzung des Speichels nicht verändern. Zudem sind die Mundspülungen hilfreich bei Zahnfleischbluten, Zahnfleischschwund und Karies.

Für die Mundspülung kochen Sie 250 g Nussbaumrinde in 2 Liter Wasser auf und lassen die Flüssigkeit bis auf 0,5 Liter verdampfen. Seihen Sie die restliche Nussbaumrinde durch einen Kaffee- oder Teefilter ab. In diesem Abguss kochen Sie 125 ml Sesamöl so lange, bis alles Wasser verdampft ist. Vor der Anwendung erhitzen Sie diese Mischung etwas im Wasserbad.

Massieren Sie jeweils vor dem eigentlichen Spülen des Mundes das erwärmte Öl zunächst sanft auf Ihren Wangen ein. Füllen Sie dann Ihren Mund ganz mit Öl und behalten Sie es, ohne es zu bewegen, so lange im Mund, bis die Nase zu laufen beginnt oder die Augen tränen. Spucken Sie das Öl aus und spülen Sie nicht nach.

Reinigung, das A und O für Ihre Gesichtshaut

Unsere Haut ist ebenso wie Körper und Geist einem Tages- und Nachtrhythmus unterworfen, Zeiten größerer und geringerer Aktivität. Dieses unterschiedliche Verhalten der Körper- und Gesichtshaut bestimmt nicht nur die Wahl der Pflegemittel, sondern auch den Zeitpunkt der Anwendung.

Pflege der Lippen

Unsere Lippenhaut ist besonders zart und bedarf daher auch besonderer Pflege. Da sie keine Talgdrüsen besitzt, empfiehlt Ayurveda das regelmäßige Eincremen mit Jojobaöl oder Kakaobutter. Sie können mit den öl- und fetthaltigen Substanzen auch die Mundpartie ober- und unterhalb Ihrer Lippen einmassieren. So schützen Sie diese vor Falten und Ihre Lippen vor Sprödigkeit und Rissen. Gerade bei Kälte oder starker Einwirkung von Sonne und Salzwasser, etwa im Urlaub, sollten Sie auf genügend Feuchtigkeit für Ihre Lippen achten.

Generell zur Reinigung

→ Morgens nach dem Aufstehen und abends vor dem Einschlafen sollte für jeden Hauttyp eine schonende Tiefenreinigung der Gesichtshaut auf dem Plan stehen. Die Reinigung von Ama (S. 208) und Stoffwechselschlacken ist von entscheidender Bedeutung für die Erhaltung und Wiederherstellung einer gesunden und schönen Haut.

→ Nach der Reinigung tupfen Sie mit einem getränkten Wattebausch Gesichtswasser auf die gereinigten Hautpartien. Dieses wirkt tonisierend und hilft, den Säurezustand Ihrer Haut nach der Reinigung wiederherzustellen und die normalen Hautfunktionen erneut in Gang zu setzen. Bleibt die Behandlung mit Gesichtswasser nach einer Reinigung aus, benötigt die Haut Stunden, um aus eigener Kraft wieder tätig zu werden. Reinigungsmittel und Gesichtswasser gehören somit zur Grundausstattung, wenn Sie „hautbewusst" leben wollen.

→ Nach der morgendlichen Reinigungsbehandlung können Sie ein Gesichtsöl einmassieren sowie eine Lippenpflege, eine Pflege für die empfindliche Augenpartie und dekorative Kosmetika auftragen. So kommt Ihre Haut gut über den Tag.

→ Nachts sollten Sie Ihrer Gesichtshaut die Gelegenheit geben, frei zu atmen und die Stoffwechselprodukte auszuscheiden, die über den Tag im Gewebe entstanden sind. Lassen Sie daher nach einer erneuten Tiefenreinigung und der Verwendung von Gesichtswasser eine leichte Nachtcreme oder eine Hautkur einwirken, die die Regeneration des Gewebes anregt. Die gute Wirkung dessen wird Ihnen am nächsten Morgen im Spiegelbild begegnen.

Rosengesichtswasser

Gesichtswässer, die es im Kosmetikhandel zu kaufen gibt, sind in der Regel mit Alkohol oder anderen desinfizierenden Stoffen versetzt, welche die empfindliche Haut reizen und Hautirritationen wie beispielsweise rote Flecken oder stellenweise Schüppchenbildung hervorrufen können. Deshalb sollten Sie sich Ihrer Haut zuliebe selbst ein Gesichtswasser herstellen. Das Rosengesichtswasser ist für jeden Hauttyp geeignet.

Zutaten
20 ml Rosenwasser
60 ml Lavendel- oder Rosenblütenauszug
3 Tropfen reines Rosenöl
1 Tropfen Jasminöl
(Alle Zutaten sind in Apotheken oder gut sortierten Drogerien erhältlich.)

Anwendung
Verrühren Sie das Rosenwasser und den Lavendel- oder Rosenblütenauszug in einer Schüssel. Dann geben Sie die beiden Blütenöle zu, rühren wieder gut durch und füllen das Gesichtswasser in eine Flasche. Tränken Sie einen Wattepad damit und betupfen Sie Gesicht, Hals und Dekolleté. Rosengesichtswasser ist bei kühler Lagerung, am besten im Kühlschrank, 3 bis 5 Tage haltbar.

Nachfolgend finden Sie einige bewährte ayurvedische Zubereitungen zur tiefgehenden und dabei pflegenden Reinigung Ihrer Gesichtshaut sowie Hinweise, für welchen Konstitutions- und damit Hauttyp sie besonders geeignet sind.

Senföl-Muskat-Reinigung

Bitte beachten Sie: Falls Ihre Gesichtshaut durch eine Überfunktion von Pitta im Augenblick etwas entzündet und unter Umständen auch leicht unrein ist, sollten Sie diese Rezeptur nicht anwenden, denn Muskat reizt die Haut zu sehr.

Zutaten
1 EL Senföl
1 TL Muskat

Anwendung

→ Verrühren Sie beide Zutaten zu einer geschmeidigen Masse von mittelfester Konsistenz.

→ Tragen Sie die Masse auf das gesamte Gesicht auf und massieren Sie sie sanft in die Haut ein. Vergessen Sie dabei auch Hals und Dekolleté nicht.

→ Anschließend entfernen Sie die Senföl-Muskat-Mischung mit klarem, warmem Wasser oder mit einem Wattepad, das in warmes Wasser getaucht wurde.

→ Danach empfiehlt sich ein mildes Gesichtswasser (S. 171). Es wird mit einem Wattebausch leicht über das gereinigte Gesicht, über Hals und Dekolleté verteilt.

✳   ✳   ✳

Reinigende Ölmischung

Außer Senföl eignen sich auch noch andere Öle zur Reinigung der Haut. Die folgende Mischung können Sie auch gut im Wechsel mit der Senföl-Muskat-Reinigung oder der Reinigungsmaske mit Kichererbsenmehl anwenden. Sie empfiehlt sich besonders bei empfindlicher Gesichtshaut, die zu Irritationen und Rötungen neigt.

Zutaten
30 ml Sojaöl
20 ml Mandelöl
10 ml Rizinusöl
10 ml Jojobaöl

Anwendung

→ Geben Sie alle Zutaten in eine Schüssel und verrühren sie gut. Füllen Sie die Ölmischung in eine Flasche. Bei trockener und kühler Lagerung, am besten im Kühlschrank, ist sie bis zu acht Monate lang haltbar.

→ Massieren Sie die Ölmischung jeweils in Gesicht, Hals und Dekolleté ein und entfernen Sie sie anschließend mit reichlich warmem Wasser.

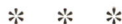

Reinigungsmaske mit Kichererbsenmehl

Eine gute Alternative zur abendlichen Reinigung des Gesichts mit Öl ist diese Maske, die die Haut gründlich, aber sanft von Ruß, Staub und anderen Spuren der vergangenen Tage befreit. Zugleich bereitet diese Maske die Haut optimal auf die Aufnahme der pflegenden Nachtcreme vor.

Zutaten
2 EL Kichererbsenmehl
1 EL Milch
Wasser

Anwendung

→ Mischen Sie Milch und Kichererbsenmehl und geben Sie so viel Wasser dazu, bis ein dickflüssiger Brei entsteht.

→ Tragen Sie die Mixtur auf Ihr Gesicht, den Hals und das Dekolleté auf.

→ Die Maske etwa 10 Minuten einwirken lassen und dann mit warmem Wasser sorgfältig abwaschen – dabei sollten Sie den Brei mit kreisenden Bewegungen Ihrer Finger vorsichtig einmassieren, damit auch die letzten, hartnäckigen Schmutz- und Staubpartikelchen von der Haut entfernt werden.

Reinigungsmaske mit Soja und Süßholz

Diese Maske trägt das überschüssige Hautfett schonend ab und reinigt vor allem die Hautporen sanft, aber tief gehend. Zugleich wird die Haut gepflegt und genährt und so optimal auf die Nacht vorbereitet.

Zutaten
2 EL grünes Sojamehl
1 EL Süßholzpulver
1 EL Rosenwasser

Anwendung

→ Verrühren Sie alle Zutaten zu einer geschmeidigen Masse und tragen diese auf Gesicht, Hals und Dekolleté auf.

→ Lassen Sie die Maske 10 Minuten einwirken und waschen sie dann mit warmem Wasser wieder ab.

→ Danach gönnen Sie Ihrer Haut noch eine feuchtwarme Kompresse, für die Sie einen Waschlappen oder ein kleines Handtuch mit warmem Wasser tränken, auswinden und für 10 Sekunden leicht auf Ihr Gesicht pressen. Durch die Wärme des Wassers entspannt sich die Haut, und die Durchblutung wird angeregt.

→ Im Anschluss betupfen Sie Gesicht und Hals mit einem in Gesichtswasser getauchten Wattepad.

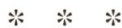

Reinigende Granatapfel-Maske

Diese Maske wirkt sehr intensiv auf die Haut ein. Deshalb ist sie besonders gut für Pitta- und Kapha-Typen geeignet, die eine nicht so empfindliche Haut haben wie meist Vata-Typen. Das Rosenwasser ist reinigend und klärt Hautunreinheiten.

Zutaten
1 Handvoll
Granatapfelschalen
1 Prise Muskat
1–2 EL Rosenwasser

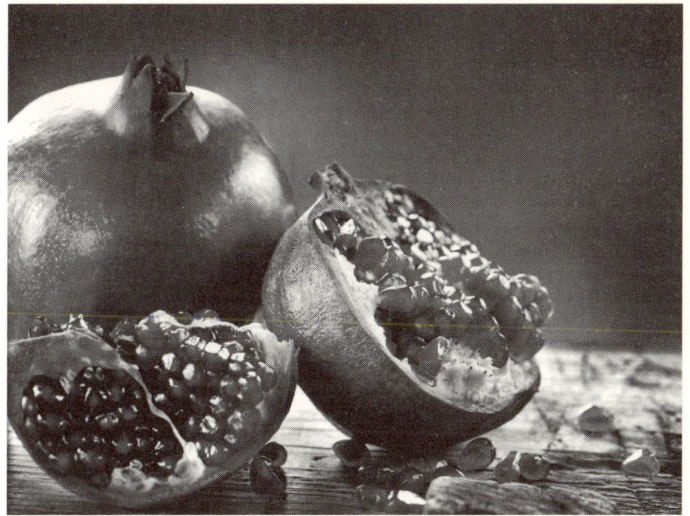

Der Granatapfel ist ein wahrer Vitalstoffschatz.

Anwendung

→ Zerreiben Sie die Granatapfelschalen in einem Mörser. Geben Sie Muskat und so viel Rosenwasser hinzu, bis eine dickflüssige Masse entstanden ist.

→ Diese Masse tragen Sie auf Gesicht, Hals und Dekolleté auf, lassen sie 5 bis 10 Minuten einziehen und nehmen sie mit warmem Wasser wieder ab.

→ Danach tragen Sie mit einem Wattepad Gesichtswasser auf.

→ Wenn es Ihnen möglich ist, sollten Sie nach dieser Anwendung ein wenig ruhen. Die Maske hat wie erwähnt eine sehr intensive Wirkung – und da tut es gut, wenn sich die Gesichtshaut etwas beruhigt, bevor Sie wieder aktiv werden.

Reinigendes Mandelöl

Wenden Sie die Reinigung mit Mandelöl im Wechsel mit einer der Reinigungsmasken an.

Zutaten
2 EL Mandelöl

Anwendung

→ Geben Sie das Mandelöl mit einem Wattepad oder mit Ihren Fingern auf Gesicht und Hals und massieren Sie es sanft ein.

→ Waschen Sie es mit warmem Wasser wieder ab und tragen Sie dann mit einem Wattepad etwas Gesichtswasser auf.

✳   ✳   ✳

Gewürzreinigung

Diese Zubereitung ist besonders gut für fette Haut geeignet, denn die enthaltenen Gewürze wirken zusammenziehend auf die Poren, nehmen das überschüssige Fett von der Haut und beruhigen zugleich die übermäßige Talgdrüsenproduktion.

Zutaten
1 TL Sandelholz
1 TL Süßholz
1 TL Sarsaparilla
1 TL Zitronengras
1–2 EL Mandelöl

Anwendung

→ Mischen Sie die pulverisierten Gewürze in einer Schüssel (das Pulverisieren geht auch mit einem Mörser, falls Sie die Gewürze nicht in dieser Form bekommen konnten) und geben Sie so viel Mandelöl hinzu, bis Sie einen streichfähigen Brei erhalten.

→ Tragen Sie die Mischung großzügig auf Gesicht, Hals und Dekolleté auf. Achten Sie sorgfältig darauf, dass Sie nichts von der Maske in die Augen bekommen, denn sie könnte Reizungen der empfindlichen Schleimhäute hervorrufen.

→ Lassen Sie die Maske etwa 15 Minuten einwirken und waschen Sie diese dann mit lauwarmem Wasser wieder ab.

→ Wenn Sie möchten, können Sie nun zur zusätzlichen Beruhigung der Haut noch eine feuchtwarme Kompresse auflegen. Tränken Sie dazu ein Handtuch mit warmem Wasser, wringen Sie es aus und legen Sie es für eine Minute auf Gesicht, Hals und Dekolleté.

Ayurvedische Gurkenpackung

Gurkenpackungen gelten auch im Ayurveda als hervorragendes Schönheitsmittel bei fettiger und zu Unreinheiten neigender Haut. Gurken reduzieren eine übermäßige Fettabsonderung und nehmen überschüssigen Talg von der Haut, regen die Durchblutung an, halten die Poren rein und offen und erfrischen die häufig etwas fahl aussehende fette Haut.

Zutaten
200 g geraffelte Gurke
1 EL Kichererbsenmehl
¼ TL Kurkumapulver

Anwendung

→ Mischen Sie alle Zutaten in einer kleinen Schüssel und tragen Sie die Packung auf Gesicht, Hals und Dekolleté auf.

→ Etwa 15 Minuten einziehen lassen und dann mit lauwarmem Wasser wieder abwaschen.

→ Wenn Sie möchten, gönnen Sie Ihrer Haut danach noch eine Kompresse, die die Wirkung der Gurkenpackung unterstützt. Dazu tränken Sie ein kleines Handtuch mit lauwarmem Wasser, dem Sie etwas Obstessig oder einige Tropfen Zitronensaft zugeben, winden es aus und drücken es eine Minute lang (nicht zu fest) auf Ihr Gesicht.

Avocado-Reinigung

Wenn Ihre Haut tagsüber besonders starken Umweltreizen wie Autoabgasen oder Zigarren- sowie Zigarettenrauch ausgesetzt war, gönnen Sie ihr diese Spezialreinigung. Avocado- und Weizenkeimöl enthalten viele wertvolle Wirkstoffe, vor allem Vitamin E, das besonders bei trockener Haut sehr zu empfehlen ist. Auf diese Weise reinigen und pflegen Sie Ihre Haut in einem Atemzug und unterstützen den Regenerationsprozess während der Nachtstunden.

Zutaten

30 ml Mandelöl
20 ml Avocadoöl
10 ml Weizenkeimöl
5 ml Jojobaöl
3 Tropfen Geraniumöl

Anwendung

→ Füllen Sie alle Öle bis auf das Geraniumöl in eine Schüssel und verrühren Sie sie gut. Dann geben Sie das Geraniumöl dazu und füllen die Flüssigkeit in eine Flasche ab. Bei kühler und trockener Lagerung ist diese Reinigungs-Mischung acht Monate lang haltbar.

→ Abends entnehmen Sie etwas Ölmixtur und tragen sie entweder mit einem Wattepad oder auch „pur" auf Gesicht, Hals und Dekolleté auf. Vorher sollten Sie die Flasche gut schütteln, denn so vermischen sich alle Öle wieder miteinander.

→ Nach der Reinigung betupfen Sie die Haut mit Gesichtswasser.

Eigelb-Reinigungsmaske

Sie reinigt und erfrischt die Haut zugleich und führt ihr kostbare Pflegestoffe zu.

Zutaten
1 Eigelb
1 TL Mandelöl
einige Tropfen Zitronensaft

Anwendung

→ Verrühren Sie das Eigelb mit dem Mandelöl und dem Zitronensaft zu einer geschmeidigen Paste.

→ Damit bestreichen Sie Gesicht und Hals und lassen die Maske für 10 Minuten einziehen.

→ Im Anschluss nehmen Sie sie mit warmem Wasser wieder ab und tragen Gesichtswasser auf.

✳   ✳   ✳

Kamillentee-Waschung für die Mischhaut

Eine sorgfältige Reinigung der Haut mit Kamillentee behandelt die trockene Haut schonend und wirkt gleichzeitig entzündungshemmend auf Hautunreinheiten.

Zutaten
frisch gebrühter und abgekühlter Kamillentee

Anwendung

→ Verwenden Sie Kompressen oder einen sauberen Waschlappen, der anschließend in die Waschmaschine wandern sollte.

→ Tränken Sie Kompresse oder Waschlappen mit dem abgekühlten Kamillentee und waschen Sie damit Ihr Gesicht.

Linsenmehl-Ghee-Reinigung

Diese Rezeptur wird häufig angewandt, um eine überschüssige Fettproduktion der Haut zu reduzieren. Das Linsenmehl wirkt auch Hautunreinheiten wie Pickeln und Mitessern entgegen. Tragen Sie die Maske nur auf die betroffenen Stellen auf.

Zutaten
2 EL Linsenmehl
1 EL Ghee
½ EL Milch

Anwendung

→ Verrühren Sie alle Zutaten zu einer dickflüssigen Paste, die Sie auf Gesicht, Hals und Dekolleté auftragen und 10 bis 15 Minuten einwirken lassen.

→ Anschließend waschen Sie die Maske wieder ab und tragen mit einem Wattepad etwas Hamameliswasser auf.

→ Eine Gesichtsmassage mit Sesamöl rundet das Pflegeprogramm ab und sorgt für Feuchtigkeit auf der trockenen Haut.

✶　✶　✶

Milch-Waschung

Diese Anwendung ist besonders gut für empfindliche und leicht gereizte Gesichtshaut geeignet. Denn sie ist mild und deshalb gut verträglich.

Zutaten
frische Kuhmilch
oder flüssige
süße Sahne

Anwendung

→ Tränken Sie eine Wattekompresse oder einen Waschlappen mit Milch oder flüssiger Sahne. Beides wirkt reinigend und zugleich nährend.

→ Waschen Sie die Milch- oder Sahnereste mit etwas warmem Wasser ab und tupfen Sie ein Gesichtswasser auf.

Reinigung für sehr empfindliche Haut

Diese ayurvedische Reinigungsmischung ist auf die Bedürfnisse der empfindlichen Haut zugeschnitten und wirkt besonders hautbesänftigend.

Zutaten
Gerstenmehl und Süßholzpulver (zu gleichen Teilen)
Rosenwasser oder destilliertes Wasser

Anwendung

→ Rühren Sie aus den oben genannten Zutaten und dem Rosenwasser eine streichfähige Paste an und verteilen Sie diese über Gesicht, Hals und Dekolleté.

→ Massieren Sie die Mischung leicht ein. So werden die oberen, abgestoßenen Hornschichten Ihrer Haut abgetragen, Ihre Haut kann besser atmen und wird besser durchblutet.

→ Dann nehmen Sie die Reinigungspaste mit lauwarmem Wasser vom Gesicht ab und tragen ein Gesichtswasser auf.

✳   ✳   ✳

Kleie-Peeling

Alle vierzehn Tage können Sie anstatt der abendlichen Routinereinigung auch ein Peeling durchführen, das tiefenreinigend und durchblutungsfördernd wirkt. Dazu benötigen Sie wahlweise Weizenkleie oder Mandelkleie.

Zutaten
2 TL Weizen- oder Mandelkleie

Anwendung

→ Geben Sie zwei TL der Kleie in die hohle Hand, fügen Sie etwas Wasser dazu und verrühren Sie es mit dem Finger der anderen Hand.

Dampf regt an und klärt

Ein Gesichtsdampfbad leistet zur Reinigung sowie auch zur Behandlung von großporiger und zu Unreinheiten neigender Haut gute Dienste. Durch den Dampf wirken die Pflanzenauszüge, die dem heißen Wasser zugesetzt werden, intensiv auf die obersten Hautschichten ein und aktivieren ihre entzündungshemmenden Selbstheilungskräfte. Zudem regt die feuchte Wärme die Durchblutung und Sekretion der Haut an. Wenden Sie ein Gesichtsdampfbad einmal pro Woche an, direkt nach der Hautreinigung. Idealerweise führen Sie es abends durch, so kommen Sie ganz in den Genuss seiner angenehm entspannenden Wirkung.

Zutaten
½ l kochendes Wasser
2 EL Kapuzinerkresse
oder Hamamelis
Hamameliswasser
Sesamöl

Anwendung
→ Gießen Sie das kochende Wasser in eine flache Schüssel und fügen Sie die Kapuzinerkresse oder Hamamelis hinzu.
→ Setzen Sie dann Ihr Gesicht unter einem großen Handtuch, unter dem der Dampf nicht entweichen kann, dem Dampf aus.
→ Führen Sie das Dampfbad anfangs 5 Minuten lang durch und steigern Sie die Zeit auf bis zu 10 Minuten.
→ Abschließend tupfen Sie Ihr Gesicht großzügig mit einem in Hamameliswasser getauchten Wattebausch ab und massieren sanft Sesamöl auf Gesicht, Hals und Dekolleté.
→ Gehen Sie eine halbe Stunde direkt nach dem Gesichtsdampfbad nicht an die frische Luft, sondern halten Sie sich warm.

→ Anschließend tragen Sie den festen Brei großflächig über das Gesicht auf. Die Augen sparen Sie dabei aus. Wenn Sie möchten, können Sie während des Peelings auch Augenkompressen auflegen.

→ Massieren Sie den Kleiebrei dann mit kreisenden Bewegungen Ihrer Finger in die Haut ein. An Stirn, Nase und Kinn können Sie etwas stärkeren Druck ausüben.

→ Peelen Sie Ihre Haut nur so lange, bis Sie das Gefühl haben, Ihr Gesicht ist rein.

→ Anschließend tupfen Sie Ihr Gesicht großzügig mit Gesichtswasser ab.

Ayurvedische Reinigung und Pflege der Haare

Eine gesunde Haarpflege umfasst nicht nur die Reinigung und den Schutz des Haares, sondern Ayurveda achtet auch darauf, die Funktionen der Kopfhaut anzuregen. Mit Hilfe der ayurvedischen Reinigungsmittel baut sich der natürliche Säureschutzmantel, der in vielen Fällen durch die Anwendung zu aggressiver Shampoos und chemischer Substanzen aus dem Gleichgewicht geraten ist, schon nach kurzer Zeit selbstständig wieder auf. Der Haarboden wird gekräftigt und das Haar geschützt. Aufgrund der Sanftheit der Reinigung kann sich die Kopfhaut mit der Zeit auch selbsttätig wieder regenerieren. Sichtbares Ergebnis sind der natürliche Glanz Ihrer Haare sowie die gute Kämmbarkeit, was vor allem bei längerem Haar von Bedeutung ist. Selbstverständlich kennt Ayurveda auch Pflegespezialitäten wie Kuren und Packungen. Sie alle sind recht einfach vorzubereiten, schützen die Kopfhaut und fördern deren Stoffwechselvorgänge, was sich positiv auf den Haarwuchs auswirkt.

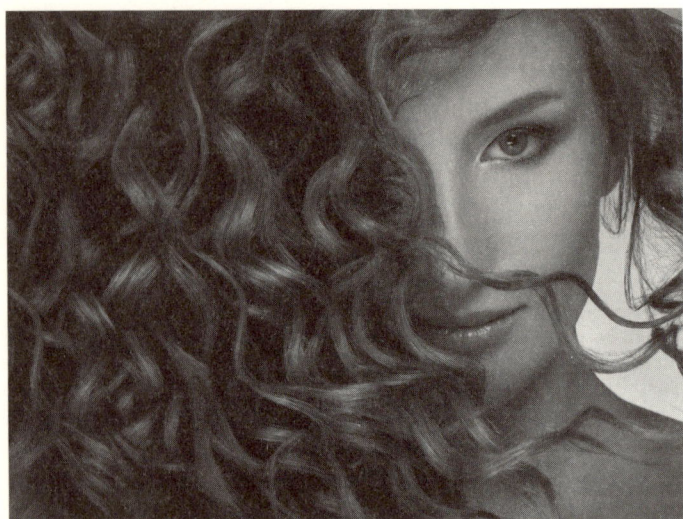

Beeindruckender Hingucker: gepflegte, schöne Haare.

Vorab zum Shampoo

Shampoos im eigentlichen Sinne, die beim Haarewaschen schön viel Schaum machen, gibt es bei der ayurvedischen Haarreinigung nicht. Das hat für unsere Haargesundheit allerdings verschiedene Vorteile. Denn der pH-Wert der Haut wird beeinflusst durch Absonderungen der Hautdrüsen. Ist er im Gleichgewicht, so liegt er zwischen 5,5 und 6,5 im sauren Bereich und bietet einen natürlichen Schutz gegen Bakterien. Durch hochalkalische Shampoos auf Seifenbasis kann der Säureschutzmantel jedoch zerstört werden.

Leider herrscht bei vielen Menschen noch das Vorurteil, viel Schaum mache das Haar sauber. Aus diesem Grund wird Shampoos nach wie vor der Vorzug gegenüber naturbelassenen Pflegemischungen gegeben. Kaufhäuser und Drogeriemärkte bieten vielfach pH-neutrale Shampoos an, doch auch sie sind nicht frei von synthetischen Zusätzen. Wer sein Haar so natürlich wie möglich und garantiert frei von Tensiden (sogenannte waschaktive Substanzen), Emulgatoren (z. B. Seife), Duft-, Farb- und Konservierungsstoffen reinigen und pflegen möchte, ist mit einem selbst gemachten ayurvedischen Reinigungsmittel gut beraten und schont zudem die Umwelt, da alle Zusätze problemlos abbaubar sind. Die in den Reinigungspulvern enthaltenen Mineralien binden Schmutz- und Fettpartikel, ohne den natürlichen Hautschutz anzugreifen, stark zu entfetten oder auszutrocknen.

Sanft reinigen

Auch bei der Haarwäsche nach ayurvedischen Prinzipien gehen Reinigung und Pflege Hand in Hand. Denn bei jeder Wäsche werden die Hornplättchen, die jedes Haar umgeben, aufgeraut. Wird gerade trockenem und sprödem Haar anschließend nicht genügend Fett und Öl hinzugefügt, schadet die Wäsche der Haarstruktur mehr als sie hilft. Daher wird in den meisten Fällen – in letzter Hinsicht entscheidet darüber der momentane Haarzustand – vor der Wäsche Öl ins Haar einmassiert.

Dieses lässt man eine gewisse Zeit lang einziehen und wäscht es dann heraus. Anschließend trocknen Sie Ihre Haare mit einem Handtuch sanft ab. Langes Haar bitte nicht trockenrubbeln, denn durch das Aneinanderreiben der feuchten Haare brechen diese schneller, werden spröde, und es kann zu Spliss kommen. Am besten wickeln Sie sich einen Handtuchturban um Ihr nasses Haar und lassen die Feuchtigkeit in den Stoff einziehen. Anschließend lassen Sie Ihre Haare an der Luft trocknen, im beheizten Badezimmer oder an der Sonne.

Haarreinigung für jeden Typ

Anwendung

→ Ölen Sie Ihr trockenes Haar mit dem Haaröl ein und verteilen Sie dieses mit einem grobzinkigen Kamm bis in die Spitzen. Lassen Sie es etwa 10 bis 15 Minuten lang einwirken.

Zutaten

1 EL hochwertiges Haaröl, am besten Klettenwurzelöl
3–5 EL Shiyakaipulver
1 EL pulverisierte Bockshornkleesamen

→ In dieser Zeit vermischen Sie das Shiyakaipulver und die Bockshornkleesamen mit etwas Wasser zu einer cremigen Paste.

→ Nun feuchten Sie Ihre Haare an und tragen eine kleine Portion der Reinigungsmischung auf.

→ Lassen Sie diese kurz einwirken und spülen Sie sie dann mit warmem Wasser gründlich aus. Anschließend benötigen Sie keinen pflegenden Conditioner mehr für Ihre Haare.

✳ ✳ ✳

Spezielle Pflege

Eine größere Tiefenwirkung als Haaröl haben Haarpackungen oder -masken. Ihre nährenden und pflegenden Substanzen stärken die Haarwurzeln und schützen das Haar, da sie die aufgerauten Hornschichten, die jedes einzelne Haar umgeben, lang anhaltend glätten. So erhält das Haar einen natürlichen und seidigen Glanz. Die ayurvedischen Packungen sind alle arm an Fetten und frei von Öl, so dass auch feines Haar damit behandelt werden kann, ohne danach strähnig zu wirken.

Natürlich können Sie Ihrem Haar aber auch einmal zwischendurch eine Ölanwendung gönnen: Massieren Sie vor der Haarwäsche etwas Klettenwurzelöl in die Haarspitzen ein. Beim Waschen wird das Öl dann wieder entfernt.

Packung für fettes Haar (Pitta/Kapha)

Anwendung

→ Vermischen Sie alle Zutaten zu einem Brei und tragen Sie diesen dann auf das feuchte Haar auf.

→ Lassen Sie die Packung eine viertel Stunde lang einwirken, am besten unter einem Handtuch, da sich die Wirkstoffe durch die Wärme noch besser entfalten können.

Zutaten

9 EL Lehmpulver
½ Tasse schwarzer Tee, abgekühlt
½ Tasse Joghurt
einige Tropfen Zitronensaft

→ Anschließend spülen Sie die Packung mit klarem warmem Wasser aus.

→ Tipp: Lassen Sie bei hellem Haar den Tee weg, denn er tönt die Haare etwas dunkler.

Packung für trockenes Haar (Vata)

Anwendung

→ Vermischen Sie alle Zutaten zu einem Brei.

→ Tragen Sie diesen auf Ihr feuchtes Haar auf und lassen Sie ihn unter einem Handtuch 10 bis 15 Minuten lang einwirken.

Zutaten

1 EL pulverisierte Bockshornkleesamen
1 EL farbloses Hennapulver
1 Tasse Joghurt

→ Danach spülen Sie Ihre Haare mit klarem warmem Wasser aus.

→ Tipp: Nach Belieben können Sie auch färbendes Henna in einem Rot- oder Schwarzton verwenden.

Haarpflege-Accessoires aus Naturstoffen

Zur Haarpflege gehören auch die richtigen Accessoires. Das Sortiment an Kämmen und Bürsten, das in Drogerien und Kaufhäusern ausliegt, ist breit gefächert. Vieles wird allerdings industriell und aus Kunststoffen hergestellt. Sicher sind diese Sorten Bürsten und Kämme deutlich günstiger als eine Holzbürste mit Wildschweinborsten oder ein Hornkamm. Wer jedoch an seine Haare nur Naturstoffe heranlassen will, sollte die höhere Ausgabe nicht scheuen. Gut gepflegte Naturbürsten und Kämme bereiten ein Leben lang Freude und tun den Haaren nur Gutes. Denn gründliches Durchkämmen gehört nach jeder Haarwäsche und -pflege zur Routine, gerade bei längerem Haar.

Ein Hornkamm beispielsweise ist dem Haar vom Material her verwandt und besitzt die Fähigkeit, menschliches Haarfett anzunehmen. Zudem glätten die handgearbeiteten Hornkämme das Haar, ohne es zu zerreißen oder zu überdehnen und schonen die Schicht aus Hornplättchen, die jedes Haar umgibt. Dies wiederum beugt Spliss in den Haarspitzen vor. Für feines, empfindliches und auch kurzes Haar empfehlen sich Kämme mit feiner Zahnung. Für kräftiges, langes Haar sollten Sie hingegen nur grobgezahnte Kämme verwenden.

Eine gute Bürste besteht aus einem hölzernen Bürstenrücken, der mit Tierhaaren oder -borsten oder mit pflanzlichen Materialien, wie etwa abgerundeten Holzstiften, besteckt ist. Eine Bürste mit Wildschweinborsten sorgt beispielsweise dafür, dass der Haartalg im Haaransatz aufgenommen und bis in die meist trockeneren Spitzen befördert wird. Sie wirkt darüber hinaus antistatisch. Reinigen Sie Ihre Bürsten und Kämme auch regelmäßig mit etwas Seifenlauge.

Packung für trockenes oder schuppendes Haar (Vata)

Anwendung

→ Vermischen Sie alle Zutaten mit etwas Wasser zu einem Brei.

→ Tragen Sie diesen auf Ihr feuchtes Haar auf und lassen Sie ihn unter einem Handtuch etwa 20 Minuten lang einwirken.

→ Waschen Sie die Packung anschließend mit klarem warmem Wasser sorgfältig aus.

Zutaten

1 EL pulverisierte Bockshornkleesamen

1 EL gemahlene Kichererbsen

8 EL Lehmpulver

½ Tasse Joghurt

12 zerdrückte Pfefferminzblätter

✳   ✳   ✳

Haar-Conditioner für jeden Haartyp (Pflegespülung und Haarfestiger)

Wenn Sie sich und Ihr Haar einmal besonders verwöhnen wollen, sei Ihnen die ayurvedische Conditioner-Mischung empfohlen. Sie verleiht dem Haar viel Fülle und Glanz und ist gerade bei feinem Haar besonders wirkungsvoll. Wer möchte, kann auch farbiges Hennapulver verwenden und seine Haare rot oder dunkler tönen.

Zutaten

3 EL farbloses Hennapulver (evtl. mehr bei großem Haarvolumen)

1 EL schwarzer Tee

1 EL gemahlener Kaffee

2 EL Kokosöl

1 EL Joghurt

etwas Wasser

Anwendung

→ Mischen Sie alle Zutaten zu einem Brei von mittelfester Konsistenz und verteilen Sie diesen auf Ihrem Haar.

→ Den Brei eine halbe Stunde einwirken lassen und dann mit warmem Wasser gründlich ausspülen.

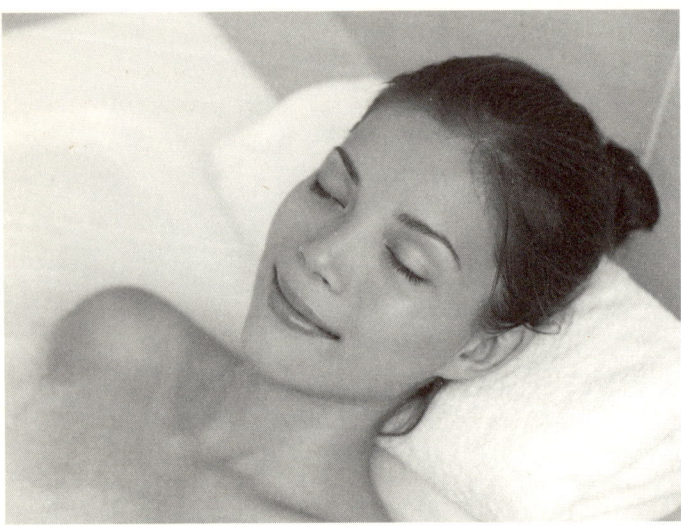

Zur Regeneration gibt es kaum etwas Schöneres...

Ayurvedische Badefreuden

Die ayurvedischen Ölbäder haben den Vorteil, dass sie den Säureschutzmantel der Haut nicht angreifen und Ihnen das Einölen nach dem Baden ersparen. Im Ayurveda kennt und schätzt man aber auch Bäder mit Zutaten aus Kühlschrank oder Speisekammer. Im Anschluss finden Sie ein paar Anregungen, aus denen Sie je nach Ihrem Hauttyp und Ihrem momentanen Gemütszustand auswählen können. Wenn Sie einen niedrigen Blutdruck oder schwachen Kreislauf haben, sollten Sie nach dem Bad langsam aufstehen und sich nicht gleich belasten.

Entschlackendes Meersalzbad

Meersalz befreit den Körper von Ama und wirkt anregend sowie stärkend. Sie benötigen für diese Badeanwendung allerdings eine knappe Stunde Zeit.

Zutaten
500 g Meersalz

Anwendung

→ Lösen Sie das Meersalz im warmen Badewasser auf.
→ Bleiben Sie nicht länger als 15 Minuten im Wasser, denn dieses Bad wirkt sehr intensiv auf den Kreislauf.
→ Nachdem Sie sich abgetrocknet haben, sollten Sie noch 30 Minuten ruhen.

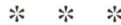

Honig-Milch-Bad (für den Vata-Typ)

Milchbäder sind zu empfehlen bei trockener Vata-Haut. Sie reinigen auf schonende Weise und fördern die Durchblutung der Haut.

Zutaten
1 l Vollmilch
1 Tasse Honig
1–2 Tassen Salz

Anwendung

→ Geben Sie alle Zutaten in die Badewanne und schäumen Sie sie mit dem Duschstrahl auf. Lassen Sie die Wanne dann voll Wasser laufen (Wassertemperatur 38 °C).
→ Bleiben Sie nicht länger als 15 Minuten in der Wanne und trocknen Sie sich danach nur leicht ab.
→ Für ein einfaches Milchbad geben Sie 2 bis 3 Liter Vollmilch in die Wanne, ehe Sie das Wasser einlaufen lassen.

Buttermilchbad (Kapha- und Vata-harmonisierend)

Dieses Bad eignet sich für die normale Kapha-Haut ebenso wie für die trockene und empfindliche Vata-Haut.

Zutaten
3 l frische Buttermilch

Anwendung

→ Geben Sie die Buttermilch in die mit heißem Wasser gefüllte Wanne.

→ Bleiben Sie höchstens 15 Minuten in dem Bad, trocknen Sie sich sorgfältig ab und ruhen Sie sich aus.

→ Tipp: Sie können Ihren Körper auch vor dem Baden mit Olivenöl einreiben. Das ist besonders gut bei sehr trockener Haut.

✳   ✳   ✳

Entspannendes Zitronenbad

Dieses Bad beruhigt und durchblutet die Haut. Es ist für alle Hauttypen und Konstitutionen geeignet.

Zutaten
6 Zitronen

Anwendung

→ Die Zitronen samt Schale in Scheiben schneiden und einige Stunden in einer Schale mit kaltem Wasser einweichen.

→ Die Scheiben dann etwas ausdrücken, die Zitronenlauge durch ein Sieb abseihen und dem warmen Badewasser zugeben.

→ Nicht länger als 10 Minuten im Wasser bleiben und danach gut abtrocknen.

Weizenkleiebad (für den Pitta-Typ)

Im Ayurveda wird das Weizenkleiebad als sehr wirksames Mittel bei fetter und unreiner, also von Pitta dominierter Haut empfohlen.

Zutaten
2 Handvoll
Weizenkleie

Anwendung

→ Füllen Sie die Weizenkleie in einen Mullbeutel. Diesen hängen Sie unter den Wasserhahn, sodass das heiße Wasser beim Einlaufen darüber laufen kann. Den Beutel anschließend gut im Badewasser ausdrücken.

→ Die Badedauer sollte 10 bis 15 Minuten nicht überschreiten.

→ Anschließend duschen und trocknen Sie sich nicht ab, sondern warten so lange im warmen Badezimmer, bis Ihre Haut trocken ist.

Reinigung und Pflege der Nägel im Ayurveda

Legen Sie sich dazu folgende Utensilien zurecht:

→ Sesam- bzw. Sojaöl
→ Hautschere
→ Nagelschere
→ Nagelhautschieber aus Rosenholz
→ Stahlnagel- oder Diamantfeile (bei festen Nägeln), Saphirfeile (bei stabilen, aber nicht ganz harten Nägeln) oder Sandpapierfeile (bei dünnen Nägeln, die zur Brüchigkeit neigen)
→ Nagelöl nach Wahl
→ Nagelpolitur

❶ Streichen Sie etwas Sesam- oder Sojaöl großzügig über Ihre Handinnen- und -außenflächen. Umwickeln Sie diese anschließend mit Alufolie oder ziehen Sie Plastikhandschuhe über und lassen Sie das Öl zwanzig Minuten lang einziehen. Überschüssiges Öl tupfen Sie anschließend mit einem Kosmetiktuch ab. Sollten Sie verfärbte Fingernägel haben, empfiehlt es sich, diese mit einer frisch aufgeschnittenen Zitrone abzureiben – das hellt deutlich auf.

Stabilisierendes Nagelöl

Anwendung	**Zutaten**
Die Öle in einer Schüssel vermengen und in ein Pinselfläschchen füllen. Verwenden Sie das Öl, wenn Ihre Nägel im Alltag stark beansprucht werden. Es festigt besonders die schwächeren und brüchigen Nägel von Vata- und Pitta-Typen.	7 ml Rizinusöl 1 Tropfen Bergamotteöl 3 ml Sojaöl

„Nagelschau"

Dem Zustand der Finger- und Zehennägel wird im Ayurveda besondere Beachtung geschenkt, denn an ihm kann ein Vaidya den Gesundheitszustand eines Menschen sowie seinen Konstitutionstyp ablesen.

So besitzen Kapha-Menschen meist sehr starke Finger- und Fußnägel, die selten brechen oder einreißen und keine Rillen aufweisen. Pitta-Typen hingegen haben eher rosige, leicht durchscheinende Nägel von weicher Konsistenz. Die Finger- und Fußnägel des Vata-Typen sind leicht brüchig und weisen oft weiße Flecken auf.

❷ Anschließend feilen Sie Ihre Fingernägel mit der zu Ihrer Nagelkonsistenz passenden Feile sorgfältig in Form. Imitieren Sie dabei beim Feilen die Form Ihrer Fingerkuppe. So verlängern die Nägel optisch Ihre Finger. Wie lang Sie Ihre Nägel wachsen lassen, ist letztlich eine Geschmacksfrage. Achten Sie nur bei längeren Nägeln darauf, dass der Untergrund immer schön weiß und gepflegt ist und sich kein Schmutz und damit Bakterien darunter ansammeln. Brüchige Nägel sollten Sie so lange kürzer halten, bis die schadhafte Nagelsubstanz ausgewachsen ist.

❸ Baden Sie dann Ihre Nägel etwa fünf Minuten lang in einem Schälchen Nagelöl. Bei starken, festen Kapha-Nägeln können Sie dazu auch Orangenschalenöl verwenden, bei schwächeren Pitta- oder Vata-Fingernägeln Zitronenschalenöl. Beide Öle erhalten Sie in Bioläden und gut sortierten Drogerien. Durch sie wird die Hornplatte von außen mit Nährstoffen versorgt, geglättet und die Nagelhaut aufgeweicht.

❹ Schieben Sie mit dem Rosenholzstäbchen die weiche Nagelhaut zurück. Überstehende Hautreste schneiden Sie mit der Hautschere ab. Ansonsten sollten Sie Ihrer Nagelhaut mit der Schere fern bleiben. Schließlich schützt sie das Nagelbett vor Bakterien und Schmutz.

❺ Massieren Sie jetzt etwas von der Poliercreme auf Ihre Fingernägel und massieren Sie diese mit einem Kosmetiktuch ein. Das Magnesium schmirgelt die letzten Unebenheiten auf der Nageloberfläche weg. So erhalten Ihre Nägel einen matten Schimmer und wirken auf natürliche Art und Weise gepflegt. Die Poliercreme können Sie selbstverständlich auch bei Ihren Zehennägeln anwenden.

Typgerecht richtig gesund essen

In einem Buch über die ayurvedischen Reinigungsbehandlungen muss sich das Augenmerk auch auf die richtige und damit gesunde Ernährung richten, denn sie ist untrennbar mit der Reinigung und Entgiftung unseres Organismus verbunden. Ohnehin misst Ayurveda dem, was tagtäglich auf unseren Tisch kommt, eine große Bedeutung bei. Wie richtig diese Wertschätzung unserer Lebensmittel ist, haben die wissenschaftlichen Erkenntnisse der vergangenen Jahre und Jahrzehnte übereinstimmend bestätigt: Unsere Ernährung ist das Zünglein an der Waage zwischen Gesundheit und Krankheit.

Die Küche zum guten Leben

Ernährung hat einen enormen Einfluss auf uns – auf unsere Körperfunktionen ebenso wie auf den Zustand unserer Seele und unseres Gemüts. Aus diesem Grund sollen nach ayurvedischer Auffassung die Mahlzeiten, die wir über den Tag verteilt zu uns nehmen, für alle unsere Sinne ein Genuss sein. Dabei spielen natürlich wieder der Konstitutionstyp und die inneren Bedürfnisse eine große Rolle, die sich über das Gleichgewicht der Doshas ausdrücken: Was den einen nährt

Vegetarisch bevorzugt

Ayurveda bevorzugt eine vegetarische oder auch eine lakto-vegetabile Ernährung, die pflanzliche Lebensmittel mit Milch und Milchprodukten kombiniert. Denn sie ist aus Sicht der traditionellen indischen Medizin am verträglichsten für den Körper und damit für unser Wohlbefinden. Doch macht der Ayurveda daraus keine Glaubenssache. Wer also möchte und wem es schmeckt, isst natürlich gerne weiter tierische Produkte wie Eier, Käse, Fleisch und Fisch. Gerade, wenn man seit Jahren eine Mischernährung aus tierischen und pflanzlichen Lebensmitteln pflegt, sollte man dieser nicht auf einmal abschwören. Essen soll schließlich eine Freude für Körper, Geist und Seele sein.

Wenn Sie Fisch oder Fleisch nicht aus Ihrem Speiseplan streichen möchten, sollten Sie sich beim Kauf stets nach der Herkunft der Ware erkundigen und danach fragen, ob die Tiere artgerecht gehalten wurden. Ansonsten kann es passieren, dass Sie mit Ihrer Mahlzeit ungewollt Antibiotika oder Hormone zu sich nehmen.

und glücklich macht, bekommt dem anderen nicht gut. Ist unsere Nahrung jedoch auf eine für uns passende und zuträgliche Weise zusammengesetzt, so wirkt sich dies optimal auf Körper, Geist und Seele aus.

Neben der Berücksichtigung der Doshas und des Konstitutionstyps spielt in der ayurvedischen Küche auch die Stärkung der Verdauungskraft eine zentrale Rolle (S. 206).

Die Prinzipien gesunden Essens

Der gesunde Mensch weiß instinktiv, welche Lebensmittel in welcher Zusammensetzung ihm bekommen: Unsere Sinne geben uns Auskunft über die Rasas, die sechs Geschmacksqualitäten der Nahrungsmittel, sowie über die Gunas, die physikalischen Eigenschaften wie schwer, leicht, kalt, warm und so weiter. So werden wir genau die Lebensmittel wählen, die unserem Konstitutionstyp guttun.

Einem gesunden Menschen empfiehlt Ayurveda, sich bei der täglichen Lebensmittelauswahl mit allen sechs Geschmacksrichtungen – süß, sauer, salzig, bitter, scharf und zusammenziehend – zu versorgen. Gemeinsam regen sie die Sinne und die Bildung des Magensafts an, man fühlt sich zufrieden nach der Mahlzeit und vermeidet gleichzeitig eine zu einseitige Kost.

Qualität der Lebensmittel – Pakriti

Wie erwähnt, hilft die Geschmacksqualität – das Rasa eines Nahrungsmittels – uns dabei herauszufinden, was unserem Körper guttut und was weniger. Der Geschmack einer Speise ist der Ausdruck für eine bestimmte Energie, die diesem Lebensmittel innewohnt. Im Prinzip informiert uns die Geschmacks-

richtung also über die Inhaltsstoffe des jeweiligen Nahrungsmittels und über die Qualität, die es im Zusammenhang mit
unserer individuellen Konstitution hat. Selbstverständlich gibt
es auch viele Lebensmittel, die mehrere Geschmacksrichtungen besitzen. Die Amla-Frucht oder die Frucht des Haritaki-
Baumes, beides Rasayana (S. 87), und auch Knoblauch beinhal-
ten alle Rasas außer salzig. Aus diesem Grund wirken sie auch
harmonisierend auf alle drei Doshas.

Generell gilt hier: Probieren geht über studieren. Beim
Kochen können wir die Vielfalt unserer Nahrungsmittel über
ihre Gerüche, Aromen und Geschmäcker kennenlernen. So
bereitet das Essen neben seinem nährenden und vitalisieren-
den Effekt auch eine große Sinnes- und damit Seelenfreude.

Zubereitung – Karana

Grundsätzlich sollten alle Gerichte, die wir uns servieren,
immer frisch zubereitet und gleich anschließend verzehrt
werden. Um die wertvollen Nährstoffe weitgehend zu erhalten, müssen die Lebensmittel möglichst schonend verarbeitet
werden. Setzen Sie frisches Gemüse und Obst nicht zu lange
großer Hitze aus, denn dann verdampfen die darin enthaltenen wichtigen Vitamine und Mineralien. Dünsten oder Garen
bei niedriger Hitze bereitet Gemüsegerichte jedoch optimal
auf die Bedürfnisse unseres Körpers vor. Das ist vor allem für
Kapha-Typen von Interesse, da rohes Gemüse und Obst für
sie nur schwer zu verdauen sind.

Die wichtigsten Zutaten zu einem wirklich guten und ver-
träglichen Gericht sind jedoch die Liebe, mit der es zubereitet
wird, der Respekt vor dem Nahrungsmittel sowie die Freude
am Essen selbst. Kein Gericht aus einer Schnellküche oder
einer Kantine ist in seiner Wirkung mit der einer liebevoll
komponierten Mahlzeit vergleichbar.

Richtige Kombination der Lebensmittel – Samyoga

Die richtige Zusammensetzung einer ayurvedischen Mahlzeit will gelernt sein. Ein erfahrener Koch kennt die Kombinationen von Lebensmitteln, die negativ auf unser Körper-Geist-System wirken und solche, die sich positiv ergänzen. So wird ein Ayurveda-Koch beispielsweise Hülsenfrüchte immer mit Gewürzen anrichten, die ihre blähende Wirkung aufheben. Wichtig zu berücksichtigen ist zudem, dass alle Menschen verschieden auf bestimmte Lebensmittelzusammenstellungen reagieren. Auch diesen Faktor beachtet ein guter Koch.

Richtige Menge – Rasi

Aus ayurvedischer Sicht sollten wir ein Drittel unseres Mageninhalts mit Nahrung füllen und die verbleibenden zwei Drittel mit Wasser und Luft. Das heißt nun keinesfalls, dass Sie sich stets nach genauen Maßeinheiten richten müssen, sondern dass Sie auf eine gesunde Mischung aus fester und flüssiger Nahrung achten sollten. Entspricht der Mageninhalt den oben genannten Verhältnissen, kann das Verdauungsfeuer Agni (S. 206) optimal arbeiten. Am besten ist es, immer erst dann etwas zu trinken, wenn ein paar Bissen der Mahlzeit bereits gut durchgekaut und heruntergeschluckt wurden. Vermeiden Sie es, erst nach der Mahlzeit und dann recht viel zu trinken. Das fördert lediglich die Gewichtszunahme und die Bildung von Ama (S. 208). Wer sein Gewicht etwas reduzieren möchte, sollte vor der Mahlzeit ein heißes Getränk wie Tee oder Wasser zu sich nehmen.

Herkunft der Lebensmittel – Desha

Ein ganz wichtiger Punkt in der ayurvedischen Ernährungslehre ist die Herkunft eines Lebensmittels – also jener Ort, wo es unter freiem Himmel gedeihen konnte. Bei der Vorbereitung des Speiseplans und beim Einkauf sollten Sie vor allem heimische Pflanzen und Gemüse wählen, die Sie von Kindesbeinen an gewohnt sind. Verzichten Sie also auf den regelmäßigen Genuss von exotischen Früchten oder auch Seefisch, sofern Sie Ihr Domizil nicht in einem tropischen Land oder an der Küste haben. Hin und wieder etwas davon schadet gewiss nicht, doch sollte der Schwerpunkt auf den Nahrungsmitteln aus der heimischen Natur liegen.

Richtiger Zeitpunkt – Kala

Frühstücken Sie so früh wie möglich! Dabei sollten die Speisen möglichst leicht verdaulich sein und eine anregende Wirkung haben. Jetzt wirkt nämlich Kapha, das etwas träge machen kann, wenn die erste Mahlzeit des Tages schwer im Magen liegt. Mittags arbeitet Agni (S. 206) am stärksten, denn jetzt ist Pitta am deutlichsten spürbar. Um diese Zeit können Sie deshalb auch bei Belieben ein mehrgängiges Menü zu sich nehmen, ohne Gefahr zu laufen, davon zuzunehmen. Das Abendessen sollte spärlicher ausfallen, da die Verdauung jetzt auf ihre Ruhephase zusteuert. Als kleiner Energieschub zur Überbrückung der Zwischenzeiten werden auch im Ayurveda heiße Getränke wie Tee empfohlen.

An heißen Sommertagen können Sie die Essenszeiten gemäß den klimatischen Bedingungen etwas verschieben: Das Mittagessen kann etwas früher stattfinden und die letzte Mahlzeit auch später als 19 Uhr.

Persönlicher Gesamtzustand – Upayokta

Den Gesamtzustand eines Menschen bestimmen stets das körperliche wie auch das geistig-seelische Befinden. Idealerweise sollte man nur dann etwas essen, wenn man entspannt ist und wirklich Hunger verspürt. Bei Nervosität und Stress sollten Sie sich daher erst einmal beruhigen, bevor Sie eine Mahlzeit zu sich nehmen. Bei Appetitlosigkeit kann und sollte man ruhig einmal eine Mahlzeit ausfallen lassen, bis sich Appetit und Hunger wieder einstellen. Wenn dies nicht geschieht, hilft folgende Mischung, die eine halbe Stunde vor dem Essen eingenommen wird: 2 g getrockneten und zerriebenen Ingwer mit einer Prise langem Pfeffer sowie einer Prise schwarzem Pfeffer vermischen. Nach Belieben den Saft von einer viertel Zitrone und etwas Honig beifügen.

Jahreszeit – Ruta

Zu jeder Jahreszeit wirkt ein bestimmtes Dosha verstärkt auf den Organismus (S. 52). Aus diesem Grunde sollten Sie im Frühjahr eine eher Kapha-abschwächende Kost zu sich nehmen. Im Sommer achten Kapha-Typen besonders auf möglichst frische Mahlzeiten, bestehend aus Salaten und Obst. Je kälter es wird, desto wichtiger ist es, Vata zu dämpfen und die Ernährung entsprechend zu steuern. Ausführlich werden die ayurvedischen Empfehlungen dazu auf Seite 53 vorgestellt.

Essen für Geist und Seele: die Triguna

Ein gesunder Verdauungsvorgang und ein gut funktionierendes Agni (S. 206) halten nicht nur den Körper in Form und gesund, sondern auch den Geist rege, und sie sorgen für eine unbeschwerte Seele. Mit bestimmten Nahrungsmitteln können Sie ganz gezielt Ihren Geistes- und Seelenzustand beeinflussen. Hierbei spielen die sogenannten Triguna eine Rolle: Sattwa, Rajas und Tamas.

Sattwa

Sattwische Kost hilft uns dabei, unser Bewusstsein zu öffnen und unsere Seele zu harmonisieren. Sie wirkt positiv auf die geistige Regsamkeit und die Sensibilität der Sinnesorgane. Ideal ist diese Ernährung für Menschen, die viel geistig arbeiten, die Erholung und Entspannung benötigen sowie für Rekonvaleszenten. Sattwa-Lebensmittel sind frisch, saftig, ölig, nährend und süß. Folgende Lebensmittel gehören in diese Kategorie: Butter, grünes Gemüse und Salate, Honig, Milch, Nüsse, Obst, Reis, Roggen, Rohrohrzucker und Weizen. Auch eine lakto-vegetabile Ernährung ist sattwischer Natur.

Weitere ayurvedische Tipps für richtiges Essen

→ Am besten ist es, wenn Sie zwei- oder dreimal am Tag essen. Warten Sie bis der Verdauungsprozess der vergangenen Mahlzeit (in der Regel nach vier bis sechs Stunden) abgeschlossen ist, und nehmen Sie erst dann wieder etwas zu sich.

→ Essen Sie nur, wenn Sie wirklich Hunger verspüren. Es ist durchaus kein Problem, wenn mangels Hunger einmal eine Mahlzeit ausfällt.

→ Nehmen Sie die Mahlzeiten nur in einer entspannten und angenehmen Atmosphäre ein und widmen Sie sich mit Genuss dem Essen. Vermeiden Sie es, während des Essens zu lesen oder fernzusehen. Das lenkt zu sehr ab.

→ Ihr Essen sollten Sie auch stets genussvoll riechen und schmecken.

→ Wichtig ist es, jeden einzelnen Bissen gut durchzukauen. Denn damit unterstützen Sie die Vorverdauung und Agni (S. 206).

Rajas

Die Qualitäten der Rajas-Lebensmittel betreffen unsere Leidenschaften oder im weitesten Sinne unsere Gefühlswelt. Zu ihnen gehören stark gewürzte, saure, salzige, heiße und trockene Nahrungsmittel wie erhitzte Gewürze und Kräuter, Knoblauch, Wein, Bier, Tee, Kaffee, Cola, Sodawasser sowie in Fett Gebratenes. Jeder von uns benötigt eine Portion an rajasischen Nahrungsmitteln, um in der Welt bestehen und ihre Anforderungen meistern zu können. Rajas-Lebensmittel sind zudem ideal für Menschen, die viel Energie aufwenden müssen und viel Kraft im Leben brauchen. Denn sie

→ Beenden Sie die Mahlzeiten, wenn Sie satt sind, und essen Sie möglichst nicht über den Sättigungspunkt hinaus.

→ Nach dem Essen ist es gut, nach Möglichkeit noch etwas sitzen zu bleiben und nicht sofort wieder Aktivitäten aufzunehmen.

→ Zwischenmahlzeiten sollten Sie möglichst vermeiden, denn selbst Obst oder ein Glas Milch benötigt die Kraft der Verdauung. Ihr Körper versteht sie als komplette Mahlzeit, auch wenn er davon nicht vollständig gesättigt wird.

→ Größere Abendmahlzeiten werden am besten ein bis zwei Stunden vor dem Schlafengehen abgeschlossen, damit noch etwas Zeit bleibt, die Nahrung zu verdauen. Schwer verdauliche Lebensmittel sollten Sie abends generell nicht mehr zu sich nehmen, da sie während der nächtlichen Ruhephase nur unzureichend oder gar nicht verarbeitet werden können und zu Ama, Schlacken- und Giftstoffen (S. 208), führen.

regen die Motivation und den Ehrgeiz an, die Sinnlichkeit sowie die Fantasie und Kreativität, aber leider auch Eifersucht und Egoismus.

Tamas

Tamasische Lebensmittel sind von eher träger Natur und fördern daher neben körperlichen Beschwerden auch negative Grundzüge wie Pessimismus, Ignoranz, Gier, Faulheit, Zweifel, Unsicherheit, schlechte Laune und Geiz. Sie brauchen viel Energie, um verdaut zu werden. In ihre Kategorie gehören Trockenmilch, Wurzelgemüse (außer süßem Wurzelgemüse), Erdnüsse, Getreidesorten, die austrocknend wirken, Resteessen und überkochte Gerichte, Konservenmahlzeiten und Tiefkühlgerichte, hochprozentige alkoholische Getränke sowie Fleisch und Fleischprodukte. Letztere sind zwar sehr nährend, sollten jedoch seltener auf dem Speiseplan stehen, da sie Tamas erhöhen. Insgesamt sollten Sie mit Rücksicht auf Ihre Gesundheit und Ihr Wohlbefinden tamasische Lebensmittel eher meiden.

Agni, der Schrittmacher der Gesundheit

Einer gesunden und vor allem auch starken Verdauung wird im Ayurveda eine ganz enorme Bedeutung zugemessen. Vollkommen zu Recht, denn sie trägt in vieler Hinsicht zu unserem Wohlbefinden bei. Auch bei der Reinigung und Entschlackung unseres Körpers spielt die Verdauung natürlich eine wichtige Rolle.

Die traditionelle ayurvedische Medizin benutzt für die Verdauung und deren Kraft den Begriff „Verdauungsfeuer", Agni. Ohne ein gut funktionierendes Agni könnten die

Gewebe und Organe unseres Körpers nicht ausreichend mit Nährstoffen versorgt werden, und auch das Immunsystem wäre sehr geschwächt.

Ojas, Prana und Tejas: feinstoffliche Essenzen

Ojas betrifft die Lebensenergie des Menschen. Es ist die feinste Essenz der Nahrung und verbleibt nach der Verdauung in unserem Körper. Ojas versorgt alle Gewebe und Organe und hilft ihnen dabei, sich zu regenerieren. Diese Essenz entsteht auch bei angenehmen Eindrücken und Erfahrungen sowie in Glücksmomenten. So sorgt sie nicht nur für den freien Fluss der Körpersäfte und die Erhaltung des hormonellen Gleichgewichts, sondern auch für das ungehemmte Fließen unserer Gedanken und Ideen. Ojas verleiht also nicht nur körperliche Energie und Stärke, sondern auch seelisches Wohlbefinden sowie einen wachen Geist und ein stabiles Immunsystem. Ojas steht in Bezug zu Kapha-Dosha. Deshalb beeinflusst alles, was über die Ernährung oder die Umwelt auf dieses Dosha wirkt, auch die Bildung von Ojas.

Prana steht ebenfalls für die vitale Kraft unseres Körpers. Je kraftvoller Prana ist, desto besser und stärker funktioniert unser Verdauungsfeuer Agni. Prana kontrolliert alle geistigen Tätigkeiten und die Gefühlswelt. Damit regelt es auch Ojas und die dritte feinstoffliche Essenz namens Tejas. Diese ist für die Funktionen der verschiedenen Körpergewebe verantwortlich und kann, sofern sie im Ungleichgewicht ist, Ojas verringern. Über ein gut funktionierendes Agni, eine gesunde Ernährung und eine entsprechende Lebensweise können wir dafür sorgen, dass auch unter den feinstofflichen Essenzen Ojas, Prana und Tejas Gleichgewicht herrscht.

Agni wirkt sowohl im Verdauungssystem als auch im Stoffwechsel unserer Körperzellen. Je nachdem, wie gut das Verdauungsfeuer in unserem Organismus arbeiten kann – das heißt wie effektiv es dabei ist, die Nahrung zu verstoffwechseln – desto unbelasteter sind wir. Wenn Agni ungestört tätig sein kann, dann ist unsere Darmflora gesund, und alle Vorgänge der Nahrungszersetzung und -umwandlung funktionieren reibungslos. Auf das Verdauungsfeuer wirken immer verschiedene Faktoren. Hier sei an erster Stelle die Zusammensetzung der Lebensmittel genannt, aber auch das Klima, in dem wir leben, unser Lebensalter oder die Tageszeit, zu der wir etwas essen. Selbstverständlich nimmt auch die geistig-seelische Verfassung großen Einfluss auf das Verdauungsfeuer. Kurzum: Der Zustand von Agni und dessen Stärke bestimmt langfristig unsere Vitalität und Lebensdauer. So kann das Verdauungsfeuer ganz zutreffend als Schrittmacher der Gesundheit bezeichnet werden.

Ama, das negative Produkt von Agni

Ist das Verdauungsfeuer Agni blockiert oder verlangsamt, entsteht Ama. Ama heißt übersetzt auch ganz schlicht „unverdaut". Wir kennen dafür den Begriff Schlacken oder auch Stoffwechselgifte, die nicht nur das Magen-Darm-System, sondern auch die Körperzellen und Gewebe belasten und schwächen. Doch nicht nur bei einem gehemmten Körperstoffwechsel entsteht das gesundheitsschädliche Ama. Auch bei unverarbeiteten oder „unverdauten" Problemen, Ängsten und Sorgen bleiben Restgifte in Körper, Geist und Seele wirksam. Ein Übermaß an Ama verstopft die Därme und anderen Kanäle, die Srotas, die unseren Körper durchziehen. Durch zu viel Ama kann es dann in letzter Hinsicht zu Krankheiten und Immunschwächereaktionen wie Allergien kommen.

So wird Agni gestärkt und entlastet

Während man hierzulande die wohlmeinende Überzeugung hegt, dass knackige Rohkost oder ein Müsli ebenso gesund sind wie ein warmes Gemüsegericht, gibt der Ayurveda eindeutig Letzterem den Vorzug. Auch hier steht die Bedeutung von Agni im Vordergrund. Lieber verzichtet man auf das eine oder andere Vitamin aus dem frischen Salat und gart oder kocht frisches Gemüse schonend, sodass die Verdauung auch wirklich jedes Vitamin für den Körper umsetzen kann. Während Rohkost den Organismus überfordert, nimmt Gekochtes dem Körper bereits einen Teil seiner Verdauungsarbeit ab. So kann Agni die schweren Bestandteile der Mahlzeit aufschließen und sie auf diese Weise für den Körper nutzbar machen.

Neben diesem Beispiel gibt es noch viele andere Empfehlungen, die zur Stärkung und Entlastung von Agni beitragen. Diese sollten Sie bei der Ernährung berücksichtigen – eine leistungsfähige Verdauung und ein entsprechend gutes Befinden werden es Ihnen danken.

→ Mittags ist die beste Zeit, um eine Salatmahlzeit zu verdauen. Essen sollten Sie ihn jedoch am besten zum Abschluss des Essens oder allein für sich.

→ Schwer verdauliche Lebensmittel sind in Fett Gebratenes, mit Käse Überbackenes sowie Milch, Joghurt und Sauermilchprodukte. Auch Fleisch und Fisch machen der Verdauung mehr zu schaffen als pflanzliche Kost. Mahlzeiten aus diesen Zutaten sollten Sie am späteren Abend möglichst nicht mehr essen, denn sie belasten Agni und beeinträchtigen den Schlaf.

→ Trinken Sie zum Essen nur wenig und im besten Fall leicht angewärmte Getränke. Denn warme und heiße Flüssigkeiten wirken anregend auf die Verdauung, wohingegen kalte Getränke Agni und seine Kraft reduzieren. Wer zu viel (mehr als etwa 200 ml Flüssigkeit) beim Essen trinkt, stört den Verdauungsprozess, weil unverdaute Nahrung durch den Flüssigkeitsschub weiter durch den Körper gespült wird. Die Folge sind Völlegefühl, Blähungen oder Müdigkeit und Schwere nach der Mahlzeit.

→ Generell ist es wichtig, dass Sie auf den natürlichen Verdauungsrhythmus Ihres Körpers achten: Er ist gegen Mittag am stärksten und lässt gegen Nachmittag nach. Am Abend ist er sehr schwach und tritt bereits in seine Ruhephase ein.

Einfache Kur zum Abbau von Ama

Bei dieser Kur zum Abbau von Ama reduzieren sich die unverdauten Schlacken im Körper, die nicht nur den Zellstoffwechsel, sondern auch den Blutkreislauf und den Fluss der Lymphe behindern können. So wird das körperlich-geistig-seelische Befinden nachhaltig verbessert.

Die Kur dauert drei bis fünf Tage, je nachdem wie Sie sich körperlich und geistig fühlen. Nach der Entschlackungskur, bei der Sie wie gewohnt den alltäglichen Tätigkeiten nachgehen können, steigen Sie zunächst auf eine leicht verdauliche Ernährung um, die Agni-stärkend wirkt.

Zu vermeiden sind während der Kur Fettes, Saures, Rohes, Müsli, Fleisch, Gebratenes, Überbackenes, Milchprodukte und Süßigkeiten. Auf Ihrem Einkaufszettel sollten deshalb vor allem folgende Lebensmittel stehen: weißer Reis, Karotten, Rote Bete, Blattgemüse wie Spinat und Mangold sowie Brot (etwas abgelagert).

Heißes Wasser

Ein fester Bestandteil von Ayurveda ist das Trinken von heißem Wasser. Das regt Agni und den Stoffwechsel an und hilft dem Körper dabei, Ama auszuscheiden. Und auch bei der Kur zum Abbau von Ama steht heißes Wasser natürlich auf dem Programm. Kochen Sie dazu Ihren Tagesbedarf an Wasser – etwa 1,5 bis zwei Liter – fünf Minuten lang ab und füllen Sie es in eine Thermoskanne. Durch das Kochen wird der Geschmack des Wassers deutlich verbessert, und es wirkt besser auf die Körperzellen und Gewebe. Trinken Sie dann jede halbe Stunde ein paar Schlucke und immer nur so viel, wie Sie im Moment möchten. Allein Ihr Durst bestimmt über die Flüssigkeitsmenge, die Sie zu sich nehmen. Meistens reicht etwa eine halbe Tasse pro halbe Stunde.

Ablauf der Kur

→ Morgens gleich nach dem Aufstehen trinken Sie ein Glas heißes Wasser. Dieses bereiten Sie am besten bereits am Vorabend vor und halten es in einer Thermoskanne über Nacht warm.

→ Auf das Frühstück sollten Sie möglichst verzichten. Stattdessen trinken Sie etwas Warmes wie beispielsweise Mate-Tee. Kaffee und schwarzer Tee sind während der Kur nicht angezeigt.

→ Mittags gibt es dann eine warme und leicht verdauliche Mahlzeit, wie etwa eine Suppe oder ein Gemüsegericht. Davon essen Sie sich satt, gehen jedoch nicht über den Sättigungspunkt hinaus. So lässt sich ein anschließendes Völlegefühl vermeiden. Nach dem Mittagessen bleiben Sie noch etwa zehn Minuten entspannt sitzen.

→ Zwischenmahlzeiten zwischen mittags und abends verkneifen Sie sich bitte, denn sie beeinträchtigen den Erfolg der Kur. Bei starken Hungergefühlen trinken Sie einfach ein paar Schlucke heißes Wasser.

→ Das Abendessen lassen Sie möglichst ausfallen und trinken stattdessen Kräutertee. Sollten Sie jedoch sehr hungrig sein, können Sie bis spätestens 19:30 Uhr eine leichte Gemüse- oder Reissuppe oder ein warmes Gemüsegericht essen. Achten Sie darauf, dass diese späte Speise eiweißarm ist.

Natürliche Lebenselixiere: Rasayana

Rasayana spielen in der ayurvedischen Ernährung eine äußerst wichtige Rolle. Bei ihnen handelt es sich um Kräuter- sowie Mineralstoffpräparate oder um reine Lebensmittel, die in allen Lebenssituationen und bei jedem Konstitutionstyp extrem wirkungsvoll sind. Denn sie fördern die allgemeine Vitalität und Gesundheit.

Die verschiedenen Rasayana sind ganz gezielt zusammengestellt, sodass alle Vorgänge in Körper, Geist und Seele in einem ständigen Fluss und damit in lebendiger Bewegung gehalten werden. Insofern wirken sie deutlich stärker als Lebensmittel. Mit ihrer Hilfe kann der gesunde Mensch die Stabilität und Kraft seiner Körpergewebe, der Dhatus, und damit seine Spannkraft und Jugendlichkeit erhalten. Rasayana haben keine Nebenwirkungen und dienen der Nahrungsergänzung. Sie können sie in jedem Lebensalter und bei jedem Gesundheitszustand und, wenn Sie möchten, auch täglich einnehmen.

Amalaki

Die Früchte des Amalaki-Baumes werden gerne verwendet zur allgemeinen Kräftigung und Stärkung des Körpers und vor allem zur Förderung der Sehkraft. Die Amalaki-Früchte enthalten alle Geschmacksrichtungen bis auf salzig, weshalb sie ausgleichend auf alle Doshas wirken, insbesondere auf Vata und Pitta. Ihre Inhaltsstoffe sind oft Bestandteile von anderen Rasayana wie etwa Amrit Kalash.

Amrit Kalash

Eines der berühmtesten Rasayana aus den alten Schriften ist Amrit Kalash, eine Mischung aus mehreren Heilkräutern und Früchten, welche wiederum selbst zu den Rasayana gehören: Darunter sind Sandelholz, die Amalaki-Frucht, Lakritze, Honig und Ghee. Der Begriff Amrit Kalash steht im Sanskrit für „Gefäß der Unsterblichkeit".

Ghee

Ghee ist eines der drei natürlich vorkommenden Rasayana mit verjüngender und zellaktiver Wirkung. Ghee besteht aus Butterschmalz und fördert in kleinen Mengen Agni, die Verdauungsorgane und damit auch die Bildung von Ojas (S. 207). Es wirkt entgiftend und kühlend, macht Gerichte bekömmlicher, stärkt die Sehkraft und schützt die Zellen vor freien Radikalen. Ghee enthält die Vitamine A, E, Niacin und die Mineralien Eisen, Kalium, Kalzium, Magnesium, Natrium und Phosphor. Man verwendet es in der Küche zum Dünsten und als feine Zutat zu Soßen und anderen Zubereitungen – ganz nach Belieben. Ghee kann gut auf Vorrat hergestellt werden. Übrigens muss es auch nicht gekühlt aufbewahrt werden. Selbst im „heißen" Indien wandert es nicht in die Kühlschränke.

Zubereitung von Ghee

→ Geben Sie ein Pfund frische, ungesalzene Butter in einen Topf. Diese zerteilen, kaltes Wasser dazugeben und es wieder abgießen. Diesen Vorgang nennt man „Butterwaschen".

→ Wiederholen Sie das „Butterwaschen" so oft, bis das Wasser klar bleibt und keine milchigen Rückstände mehr darin zu sehen sind.

→ Nun schmelzen Sie die Butterstücke bei niedriger bis mittlerer Hitze und lassen sie etwa zehn Minuten köcheln. Dann etwa ist alles Wasser verdampft.

→ Das Ghee ist fertig, wenn Sie einen Tropfen kaltes Wasser auf die geschmolzene Masse geben und dieser sofort verdampft.

→ Gießen Sie das Ghee durch ein sauberes Leintuch oder durch einen Papierfilter ab. In mehrere kleine Gläser füllen und sofort verschließen. Kühl und dunkel aufbewahren.

Honig

Als der reinste Stoff, der in der Pflanzenwelt vorkommt, gilt im Ayurveda Honig. Wie Ghee gehört er zu den natürlichen Rasayana. Er wirkt ausgleichend auf alle Doshas, insbesondere aber auf Kapha-Dosha. Honig ist schleimlösend, hilft beim Fettgewebeabbau und stärkt die Sehkraft. Aus ayurvedischer Sicht sollten Sie Honig jedoch nie über 40° Grad erhitzen, also auch nicht zum Backen oder als Süßungsmittel für warme Getränke verwenden. Denn durch die Wärme werden wichtige Nährstoffe zerstört, und es bilden sich schwer verdauliche Stoffe, die zur Bildung von Ama führen.

Milch

Das dritte natürlich vorkommende Rasayana ist Milch, die bei einem gut funktionierenden Verdauungsfeuer Ojas fördert. Die Bandbreite der (Kuh-)Milch als Lebenselixier ist groß: Sie entgiftet, beruhigt die Nerven, regt den Appetit an, nährt, süßt, stärkt die Vitalität und geistige Regsamkeit. Darüber hinaus enthält sie viele für das Wachstum und die Regeneration wichtige Vitamine und Mineralien. Die fettärmere Ziegenmilch empfiehlt sich besonders für Menschen mit einer Kapha-Konstitution.

Wohlbefinden auf dem Teller

„Die Lebensmittel, die das Gleichgewicht der Doshas erhalten und dabei helfen, Störungen dieses Gleichgewichts aufzulösen, werden als ganzheitlich betrachtet. Tun sie dies nicht, sind sie nicht ganzheitlich. Das ist die genaueste Unterscheidung."

Aus der Caraka Samhita

Eine Ernährungsweise, die auf den individuellen Konstitutionstyp abgestimmt ist, ist in kranken wie in gesunden Tagen sehr wichtig. Denn mit Nahrungsmitteln, die dabei helfen, das Gleichgewicht unserer Doshas zu erhalten oder es herbeizuführen, werden die positiven Grundzüge von Vata, Pitta und Kapha im harmonischen Zustand gefördert.

In der Regel herrscht bei bestimmten körperlichen, geistigen oder seelischen Störungen ein Überschuss an einem

Die Nahrungsqualitäten der einzelnen Doshas

→ **Vata-anregend:** scharf, bitter, zusammenziehend, kalt, trocken

→ **Vata-dämpfend:** süß, sauer, salzig, leicht fettig, warm, nicht zu schwer, beruhigend, sättigend

→ **Pitta-anregend:** scharf, sauer, salzig, schwer, heiß, nicht zu schwer

→ **Pitta-dämpfend:** süß, bitter, zusammenziehend, leicht, kalt, warm, leicht fettig

→ **Kapha-anregend:** süß, sauer, salzig, schwer

→ **Kapha-dämpfend:** scharf, bitter, zusammenziehend, warm, leicht, trocken, anregend bestimmten Dosha vor – vielfach handelt es sich dabei um Vata. Folglich geht es darum, das dominierende Dosha zu dämpfen. Sind Sie beispielsweise ein Pitta-Typ, sollten Sie dafür sorgen, dass Pitta-harmonisierende Nahrungsmittel auf Ihrem Speiseplan stehen.

Berücksichtigen Sie dabei aber, dass der Körper ständigen Veränderungen und Entwicklungen unterworfen ist. Das heißt, die einmal gefundene ideale Nahrung für Ihren eigenen Konstitutionstyp wird nicht für alle Zeiten dieselbe bleiben: Die Dominanz des oder der jeweilig bestimmenden Doshas kann sich verschieben und damit auch die passende Zusammenstellung der Nahrungsmittel verändern.

Nahrungsmittel für Vata

Vata-Dosha repräsentiert das Bewegungsprinzip. Es regelt die Tätigkeit der Muskulatur, der inneren Organe, des Geistes sowie der Sinnesorgane.

Allgemein empfehlenswert

Um die Elemente Wind und Luft, aus denen sich Vata zusammensetzt, zu dämpfen, sollte die Nahrung die fehlenden Elemente Feuer, Wasser und Erde enthalten. Dass heißt, süße, nahrhafte, salzige, saure und wärmende Speisen sind zu bevorzugen und scharfe, bittere, herbe, leichte, kalte und trockene Speisen zu meiden. Zudem sollten Menschen mit einem sehr dominanten Vata versuchen, dreimal täglich warm und zu geregelten Zeiten zu essen.

Bei gestörtem Vata helfen Ihnen generell mild zubereitete Speisen und Getränke. Das Frühstück sollte reichlicher ausfallen, am besten mit einem warmen gesüßten Brei, etwa

Mango-Lassi

Zutaten für 1 Person: ½ Tasse Joghurt, ½ Tasse Mangomark und 1 Tasse Wasser. Joghurt, Mangomark und Wasser verquirlen, dann mit Ingwer, Salz oder Kümmel würzen.

aus Reis oder Grieß. Zur Überwindung des nachmittäglichen Energieabfalls, der sich häufig in Mattheit und Müdigkeit ausdrückt, hilft Ihnen eine Pause mit Kräutertee. Rohkost und kalte kalorienarme Nahrung wirken ungünstig bei einem gestörten Vata-Dosha. Daher sollten Sie nicht einem Salat den Vorzug geben, sondern eher eine warme Suppe, ein Glas warmes oder heißes Wasser oder Brot mit Butter wählen. Die Mittagsmahlzeit kann öfter aus einem Nudelgericht mit einer anschließenden Süßspeise oder einem Mango-Lassi bestehen.

Speiseplan für Vata

→ *Gemüse:* Grüne Bohnen, Gurken, Karotten, Knoblauch (nicht roh), Radieschen, Rettich, Rote Bete, Süßkartoffeln, Spargel, gekochte Zwiebeln, Zucchini; alle anderen Gemüsesorten bis auf Sprossen und Kohl in Maßen, sofern sie in Öl oder mit Ghee gekocht werden.

→ *Obst:* Aprikosen, Ananas, Avocado, Bananen, Beeren, frische Datteln und Feigen, Grapefruit, Kirschen, Mangos, Melone, Nektarinen, Orangen, Papaya, Pfirsiche, Pflaumen, grüne Weintrauben; allgemein gekochtes, süßes und reifes Obst

→ *Getreide:* Hafer (gekocht als Brei), Reis, Weizen

→ *Hülsenfrüchte:* Kichererbsen, Mungbohnen, rote und schwarze Linsen, Tofu (in geringen Mengen)

→ *Milchprodukte:* Alle, am besten bei Zimmertemperatur oder – im Fall von Milch – angewärmt

→ *Tierische Nahrungsmittel:* Eier, Geflügel, Hase/Kaninchen, Meeresfrüchte und Fisch
→ *Gewürze, Öle und Süßungsmittel:* Anis, Basilikum, Estragon, Fenchel, Ingwer, Kardamom, Kreuzkümmel, Kümmel, Lorbeerblätter, Majoran, Nelken, Salbei, Senf, Thymian, Wacholder, Zimt; alle pflanzlichen Speiseöle und alle natürlichen Süßmittel

Nahrungsmittel für Pitta

Pitta-Dosha repräsentiert den Wärmeprozess im Körper. Es reguliert die Verdauung und den Stoffwechsel. Entsprechend besitzen Pitta-Typen in der Regel eine gut funktionierende Verdauung und vertragen auch für sie ungeeignetes Essen. Daher sind sie oft zu sorglos bei der Auswahl ihrer Nahrung – mit dem Ergebnis, dass gerade Pitta-Menschen häufig mit vermehrten Schlacken zu kämpfen haben. Deshalb sollten besonders diese Konstitutionstypen trotz der starken Verdauung sehr auf die Zusammenstellung ihres Speiseplans achten.

Allgemein empfehlenswert

Um die beiden Pitta-Elemente Feuer und Wasser zu besänftigen, sollte die Nahrung die Elemente Erde, Luft (Äther) und Wind enthalten. Nahrhaften, süßen, kühlenden, bitteren, herben und befeuchtenden Nahrungsmitteln sollten Sie deshalb den Vorzug geben. Gerade zur wärmeren Jahreszeit sind kalte und leichte Mahlzeiten wie Salate für das Pitta-Dosha von Vorteil. Allerdings sollten Sie diese mit nur wenig Öl, Salz und scharfen Gewürzen anmachen. Streichen Sie auch saure Lebensmittel besser von Ihrem Speiseplan. Zitronensaft ist ein pitta-verträgliches Säuerungsmittel, das Sie beispielsweise anstelle von Essig verwenden können. Eine fettarme und vegetarische Ernährung wirkt besonders positiv auf die Lebensgeister des Pitta-Typs. Allerdings sollte er für ausreichend Getreide, Gemüse und Milch sowie generell für eine kohlenhydratreiche Kost sorgen, die langfristig sättigt und zufrieden macht.

Speiseplan für Pitta

→ *Gemüse:* Blumenkohl, grüne Bohnen, Brokkoli, Erbsen, Gurken, Kartoffeln, Mangold, grüne Paprika, Pilze, Rosenkohl, Rot- und Weißkohl, grüner Salat, Spinat, Sprossen, Stangensellerie, Zucchini

→ *Obst:* Äpfel, Ananas, Avocado, Birnen, Feigen, Granatapfel, süße Kirschen, Mango, Melone, süße Orangen, frische und gedörrte Pflaumen, Rosinen, blaue Weintrauben; allgemein süße und reife Früchte

→ *Getreide:* Basmatireis, Gerste, gekochter Hafer, Weizen

→ *Hülsenfrüchte:* alle, außer Linsen

→ *Milchprodukte:* Butter, Eis, Ghee, Milch

→ *Tierische Nahrungsmittel:* Eier, Garnelen und Geflügel (in geringen Mengen), Wild

→ *Gewürze, Öle und Süßungmittel:* Dill, Fenchel, Kardamom, Koriander, Kreuzkümmel, Kurkuma, Minze, Petersilie, schwarzer Pfeffer, Safran, Zimt (alle in geringen Mengen zu verwenden), Kokos-, Oliven-, Soja- und Sonnenblumenöl sowie alle Süßungmittel außer Melasse und Honig

Nahrungsmittel für Kapha

Kapha bildet die Grundlage für die Kraft und Widerstandsfähigkeit des Organismus. Es lässt sich deshalb auch weniger leicht durch Ernährung beeinflussen als die anderen beiden Doshas. Bei länger andauernden ungünstigen Essgewohnheiten können allerdings auch die stabilen Kapha-Typen aus dem Gleichgewicht geraten.

Allgemein empfehlenswert

Zum Ausgleich der beiden Kapha-Elemente Wasser und Erde eignen sich am besten Nahrungsmittel mit den Eigenschaften der Elemente Feuer, Wind und Luft. Diese sind scharf, wärmend, bitter, herb, trocken und leicht. Alle sauren, süßen, salzigen sowie schweren Nahrungsmittel sollten Sie dagegen möglichst vom Speiseplan streichen.

Leichte, salz- und fettarme Kost schont auf Dauer den Körper des Kapha-Typs. Knackiges Obst und angedünstetes Gemüse mit vielen Gewürzen und Kräutern stimulieren seine Verdauung und machen kalorienarm satt, denn Kapha-Menschen neigen zum Viel- und Überessen. Auch Müdigkeit und das morgendliche Nicht-in-die-Gänge-Kommen gehören mit Hilfe einer Kapha-dämpfenden Ernährung bald der Vergangenheit an. Wer kann, sollte als Kapha-Typ auf sein Frühstück verzichten und den Tag mit einem leichten warmen Getränk beginnen. Leider tabu sind Zwischenmahlzeiten sowie ein Schläfchen nach dem Essen – denn all das fördert die Anreicherung von Kapha.

Speiseplan für Kapha

→ **Gemüse:** Auberginen, Blumenkohl, Brokkoli, Rote Bete, Erbsen, Mangold, Karotten, weiße Kartoffeln, Okra, Paprika, Pilze, Radieschen, Rettich, Rosenkohl, Rot- und Weißkohl, Salat, Spargel, Spinat, Sprossen, Stangensellerie, Zwiebel

→ *Obst:* Äpfel, frische und getrocknete Aprikosen, Birnen, Granatapfel, getrocknete Feigen, Kirschen, Mango, Pfirsiche, getrocknete Pflaumen, Preiselbeeren, Rosinen

→ *Getreide:* Basmatireis (wenig), Buchweizen, Gerste, trockener Hafer, Hirse, Mais, Roggen

→ *Hülsenfrüchte:* alle außer Gartenbohnen, weißen Bohnen, Sojabohnen, Mungbohnen und schwarzen Linsen

→ *Milchprodukte:* Magermilch, wenig Vollmilch, Ziegenmilch, Ghee

→ *Tierische Nahrungsmittel:* Eier (gekocht oder in Butter/Ghee gebraten), Geflügel, Meeresfrüchte (in geringen Mengen)

→ *Gewürze, Öle und Süßmittel:* alle Gewürze und Kräuter, insbesondere Knoblauch und Ingwer, Distel-, Maiskeim-, Mandel- und Sonnenblumenöl in geringen Mengen sowie Bienenhonig

Richtig essen im Jahreslauf

Ayurveda befasst sich wie bereits dargelegt sehr genau mit den biologischen Rhythmen, denen der Mensch unterliegt. So gibt uns die ayurvedische Lehre auch spezielle Empfehlungen für die Ernährung zu den verschiedenen Jahreszeiten, damit wir in ihrem Lauf im Gleichgewicht und damit gesund und vital bleiben – die Ritucharya.

Frühling und Frühsommer

Jetzt ist die Zeit von Kapha, denn durch die allmähliche Erwärmung „schmilzt" gewissermaßen auch der Winterspeck und

Ayurvedisches Menü

Ein ayurvedisches Essen ist immer eine Freude für alle Sinne und eine Wohltat für Körper, Geist und Seele. Es zieht nie einen ermüdenden, sondern eher einen erfrischenden Effekt nach sich. Diese anregende Wirkung auf Körper und Geist hängt in erster Linie mit den Geschmacksrichtungen zusammen – sie sollten alle in einem ayurvedischen Menü enthalten sein. Auf diese Weise ernährt man sich mit einer ayurvedischen Mahlzeit, die aus mehreren Gängen besteht, im wahrsten Sinne des Wortes ganzheitlich. Im Folgenden finden Sie eine Auswahl von Nahrungsmitteln, die zu den sechs verschiedenen Geschmacksrichtungen gehören:

→ **Süß:** Getreide, Fladenbrot, Datteln, Kandiszucker, Milch, Nudeln, Pfefferminze, Reis, Süßholzwurzel, Süßkartoffeln, Süßspeisen und Weizen

→ **Sauer:** Essig, Hagebutten, grüne Weintrauben, Joghurt, Käse, Tamarinde, Zitrone

→ **Salzig:** Meersalz, Steinsalz etc.

→ **Scharf:** Asa foetida (Asant), Cayennepfeffer, Curry, Ingwer, Knoblauch, Paprika, Pfeffer (langer, schwarzer, weißer, grüner etc.), Rettich, Zwiebel

→ **Bitter:** Bockshornklee, Enzianwurzel, Löwenzahnwurzel, Rhabarber, generell alle Salatpflanzen

→ **Zusammenziehend:** Auberginen, Brokkoli, Chicorée, Fenchel, Granatapfel, grüne Banane, Hülsenfrüchte, Kohl, Kurkuma, Myrrhe, Spargel, Spinat, Stangensellerie, Wirsing

führt zu einer Anreicherung von Schlacken und Giftstoffen sowie Kapha im Körper. Daher sollten jetzt Kapha reduzierende Maßnahmen wie Entschlackungskuren und Fastentage auf dem Programm stehen. Bevorzugen Sie in dieser Jahreszeit warme Speisen und Getränke mit den Geschmacksrichtungen scharf, bitter und herb.

Sommer und Frühherbst

In den Sommermonaten dominiert Pitta. Aufgrund der Wärme von außen dreht der Körper auch die innere Flamme, das Verdauungsfeuer Agni, herunter, und wir haben weniger Appetit. Ideal sind in dieser Jahreszeit leichte Gerichte, die gut gewürzt sein sollten, um das schwache Agni anzuregen. Zudem zu empfehlen sind süße, bittere und herbe Speisen; saure und salzige Nahrungsmittel sollten Sie dagegen eher vom Speiseplan streichen.

Spätherbst und Winter

Im Spätherbst, der meist eher feuchtkalt ist, kommt es zunächst zu einer Zunahme von Kapha. Mit der trockenen Kälte in den späteren Wintermonaten, etwa ab Mitte Dezember, reichert sich dann vor allem Vata an.

Nun ist es wichtig, den Körper abzuhärten, und so auf die herannahende kalte Zeit vorzubereiten. Darüber hinaus sollten Sie sich nun fetter und nahrhafter ernähren als im übrigen Jahr. Denn der Körper braucht jetzt viel Energie, um sich „aufzuheizen". Durch das in den kalten Wintermonaten sehr kräftige Agni brauchen Sie sich auch keine Sorgen um Ihr Gewicht zu machen – jetzt kann man mehr essen als im Sommer, ohne dabei zuzunehmen. Greifen Sie jedoch möglichst immer zu warmen und gar gekochten Speisen, die süß, sauer oder salzig sein sollten, um Agni nicht zu schwächen und den Körper warm zu halten. Bitter, zusammenziehend und scharf sind jetzt nicht die idealen Geschmacksrichtungen – auch wenn dies bei „scharf" aus unserer Sicht verwundern mag.

Ayurvedische Küchenapotheke

Im Ayurveda dienen Nahrungsmittel nicht nur der Ernährung, sondern auch der Vorbeugung und Heilung zahlreicher Beschwerden. So basieren zahllose Therapien der „Mutter der Medizin" sowohl auf der innerlichen als auch äußerlichen Anwendung von Lebensmitteln, und so manches altbewährte ayurvedische Hausmittel ist Speise und Medizin zugleich.

Auffallend ist, dass in der traditionellen indischen Medizin zwischen Essen zur Heilung und Essen zur Sättigung und zum Genuss kein großer Unterschied besteht. Der Übergang war stets fließend, und so ist hier noch heute Nahrung „leibliches Wohl" im doppelten Sinn.

Eine herausragende Stellung unter den vielen wirksamen Medizinen aus der Küche nehmen Gewürze ein. Das Wissen darum, dass Würzkunst auch Heilkunst ist, gehört zu den Grundlagen der traditionellen indischen Medizin. Aus den uralten Erfahrungen über die heilsamen Wirkungen von Gewürzpflanzen hat sich im Ayurveda über die Jahrtausende

„Dein Essen soll deine Arznei sein"

Dieser bekannte Satz stammt von Hippokrates, dem Vater der empirischen Medizin. Von ihm ist überliefert, dass er in enger Anlehnung an die traditionelle indische Heilkunde behandelte. Und so kommt es nicht von ungefähr, dass sich die Auffassungen der hippokratischen Schule mit denen des Ayurveda decken: Im „Corpus Hippocraticum" wurde bereits vor mehr als 2.000 Jahren darauf hingewiesen, dass Nahrungsmittel zugleich wirksame Heilmittel sein können.

eine eigenständige – fast möchte man sagen – Wissenschaft entwickelt, die eine Fülle an vorbeugenden und heilenden Rezepturen mit Gewürzen bereithält.

Arzneien zum Essen

Nachfolgend finden Sie einige Zutaten aus der ayurvedischen Küchenapotheke. Bei ihrer Auswahl wurde der Fokus bewusst auf Nahrungsmittel und Gewürze gerichtet, die auch hierzulande bekannt und erhältlich sind. Viele davon gelten in unseren Breiten ebenfalls als bewährte natürliche Arzneien.

Ajuwan

Ajuwan ist der Sanskrit-Name für wilde Selleriesamen. Dieses Gewürzkraut wirkt Vata-reduzierend, belebt, erfrischt und regt die Stoffwechselfunktionen an.

Aloe vera

Auch hierzulande ist diese typisch ayurvedische Heilpflanze gut bekannt und sehr beliebt bei der Hautpflege. Entsprechend findet sie sich auch in so einigen kosmetischen Zubereitungen. Aloe vera ist auf dem ganzen indischen Subkontinent sowie in allen anderen tropischen und mediterranen Regionen beheimatet. Kumari, wie Aloe vera auf Sanskrit heißt, fördert die Regeneration der Hautzellen, bindet die Feuchtigkeit unserer Haut und hält diese geschmeidig und zart. Aloe vera dient auch der Wundheilung sowie der Linderung von Sonnenbränden und anderen Verbrennungen. Der Saft der Pflanze kann auch innerlich zum Ausgleich von Pitta-Dosha angewendet werden, zudem stärkt er Agni.

Anis

Die Samen dieser Gewürzpflanze gelten im Ayurveda ebenso wie in unserer Volksheilkunde als gutes schleimlösendes und vor allem blähungswidriges Mittel. Auch zum Lösen von Bauch- und Magenkrämpfen sowie zur Anregung des Appetits wird Anis häufig verwendet.

Apfel

Den paradiesischen Früchten sagt man in der traditionellen indischen Medizin eine stimulierende Wirkung auf die Leberfunktionen nach. Apfelschalen, so gegessen oder mit heißem Wasser überbrüht und als Tee getrunken, gelten als hilfreich bei Gicht, rheumatischen Beschwerden und werden als harntreibendes Mittel bei Beschwerden der Harnwege verordnet.

Artischocke

Die wohlschmeckenden Blüten werden gekocht oder als Saft zur Regeneration der Leberfunktionen und zur Förderung des Gallenflusses verordnet. Ayurveda empfiehlt sie auch, um die Folgen von zu viel Alkohol und Drogenkonsum zu lindern.

Basilikum

Das im gesamten mediterranen Raum und auch in unseren Breiten überaus beliebte Gewürzkraut stammt ursprünglich aus Indien und wird dort als heilig verehrt. Basilikum gehört zu den wichtigsten Heilpflanzen im Ayurveda und wird bei zahllosen Leiden eingesetzt.

Die Blätter selbst gelten als gutes Stärkungsmittel, helfen gegen Erbrechen, Magen-Darm-Beschwerden und auf die Haut gerieben gegen Insektenstiche und Hautpilzinfektionen. Als Tee getrunken schätzt man Basilikumblätter gegen depressive Verstimmungen und nervöse Beschwerden.

Frischer Basilikumsaft wird gegen Husten, Erkältung, Ohrenschmerzen, Hautkrankheiten und zur Ausleitung von Giftstoffen aus dem Körper sowie zur Stärkung des Immunsystems verordnet. Er hilft auch gut gegen Pilzinfektionen und bei Unreinheiten der Haut. Einige Tropfen des Saftes in die Nase gegeben, bringen wirksame Linderung von Kopfschmerzen, Migräne und Nasennebenhöhlen-Entzündungen. Basilikumsaft kann man übrigens sehr leicht selbst herstellen. Dazu einen großen Bund Basilikumblätter waschen, in einen Entsafter oder einen Hochleistungsmixer geben und den Saft auspressen.

Beifuß

Beifuß entschlackt, reinigt und entgiftet unseren Körper, denn er enthält viele Bitterstoffe. Deshalb ist er, als Tee zubereitet, sehr gut zum Abbau von Ama im Zuge einer Frühjahrs- oder Herbstkur geeignet. Auch als Gewürz ist diese ausdauernde Pflanze sehr beliebt, insbesondere in fetten und schweren Speisen. Der aromatische bittere Geschmack fördert den Appetit, regt die Verdauungssäfte an und stärkt somit Agni.

Dattel

Da sie überwiegend in Trockengebieten und in Wüstenregionen beheimatet sind, werden Datteln auch „Wüstenbrot" genannt. Nicht umsonst, denn die süßen Früchte sind sehr nahrhaft und werden im Ayurveda gegen Auszehrung und Gewichtsverlust verordnet. Legt man Datteln über Nacht in Milch ein, erhält man ein stärkendes Getränk zur Rekonvaleszenz nach langen Krankheiten. Ein altes ayurvedisches Hausmittel gegen Husten ist ein Mus aus pürierten Datteln, Rosinen, Zucker, Langkornpfeffer, Honig und Ghee. Datteln gelten darüber hinaus als harntreibend und sexuell stimulierend.

Dill

Wie hierzulande schätzt man dieses Gewürzkraut auch im Ayurveda bei Blähungen, zum Lösen von Krämpfen, bei Koliken, Hämorrhoiden sowie bei rheumatischen Beschwerden und anderen Gelenkschmerzen. Auch zur Förderung der Menstruation und des Milchflusses, zur Linderung von Entzündungen sowie bei Verdauungsstörungen findet es häufigen Gebrauch. In Butter angebratener Dill ist darüber hinaus im Ayurveda ein bewährtes Hausmittel gegen Durchfall.

Gerste

Einen aus Wasser und Gerstenmehl bereiteten Brei verordnen ayurvedische Ärzte gerne gegen Fieber, Blasenentzündungen und gereizte Schleimhäute sowie zum Harntreiben und zur Stärkung. Darüber hinaus gilt Gerste als beste Nahrung bei Diabetes mellitus, chronischen Hautleiden sowie auch zum Abbau von überschüssigem Fettgewebe: Wenn Sie abnehmen möchten, sollten Sie sich also vermehrt auf Produkte aus Gerstenmehl konzentrieren.

Ingwer

Kaum ein anderes Gewürz oder Nahrungsmittel wirkt so vielseitig wohltuend wie diese unscheinbare Wurzel. Ingwer stimuliert unsere Verdauungskraft, Agni, wirkt entblähend, entschlackend und entgiftend sowie krampflösend. Weiterhin regt er den Speichelfluss an, fördert den Auswurf von Schleim und senkt Fieber. Ingwer besitzt auch antibakterielle und antivirale Eigenschaften und reinigt das Blut.

Entsprechend umfangreich sind die Heilanzeigen. Hier eine kleine Auswahl: Blähungen, Völlegefühl, Übelkeit, Erbrechen, Verstopfung, Hämorrhoiden, rheumatische Beschwerden, Fieber, Husten und andere Erkältungskrankheiten, Koliken, Herzschwäche und Nesselsucht. Mit Honig vermischt hilft Ingwersaft gegen Husten und Bronchialasthma. Ingwerpulver in Wein, heißem Wasser oder Buttermilch senkt nachhaltig Fieber.

Kardamom

Die Heimat der „Königin der Gewürze", der Kardamompflanze, liegt in Sri Lanka, Java und Indien. Kardamom stimuliert unsere Verdauungskraft Agni, regelt die Darmtätigkeit und hilft so von innen auch bei Unreinheiten der Haut.

Knoblauch

Die scharfen Knollen gelten im Ayurveda neben Ghee, Honig und Milch ebenso als wirkungsvolles Rasayana, das vor allem bei Vata- und Kapha-Typen täglich auf dem Speiseplan stehen sollte. Knoblauch erweitert die Blutgefäße, senkt erhöhten Blutdruck und einen zu hohen Gehalt an LDL-Cholesterin im Blut, wirkt schmerzstillend, antiseptisch und antibakteriell sowie harntreibend. Darüber hinaus fördert er die Menstruation, regt den Stoffwechsel an, entschlackt und stärkt die Abwehrkräfte.

Die lange Liste von Beschwerden, bei denen er verordnet wird, nimmt insofern nicht wunder: Erkältungen, Kopfschmerzen, Magen-Darm-Störungen, Appetitlosigkeit, Rheumatismus, Herzleiden, gegen hohen Blutdruck und erhöhte LDL-Cholesterinwerte sowie zum Abführen – um nur einige der Heilanzeigen zu nennen.

Koriander

Die Heimat dieser Gewürz- und Heilpflanze liegt in Nordafrika und Vorderasien. Koriander reduziert Pitta und ist deshalb bei allen Entzündungen der Haut angezeigt. Daneben ist er ein gutes Mittel gegen Blähungen und andere Verdauungs-beschwerden, weshalb man mit Koriander auch hierzulande gerne Gemüse, vor allem Kohl- und Krautgerichte sowie Hül-senfrüchte würzt.

Kurkuma

Kurkuma, der bei uns auch als Gelbwurzel bekannt ist, stammt wahrscheinlich ursprünglich aus Ostindien – hier sind sich die Botaniker nicht so ganz einig. Wie dem auch sei, die knolligen Wurzeln dieser Pflanze gelten pulverisiert als hervorragendes Mittel zur Pflege unserer Haut. Auch inner-lich angewendet unterstützen sie uns bei der Schönheits-pflege. Denn ihrer blutreinigenden Wirkung wegen helfen sie sehr gut gegen Hautunreinheiten und klären die Haut.

Mandel

Der Mandelbaum ist in Südwestasien beheimatet. Das Man-delöl wird aus den reifen Samen der Mandeln durch Pressung gewonnen. Das fast farblose Öl reduziert Vata. Es enthält Eiweiß, einige Enzyme, Vitamin A, B und E sowie wertvolle Spurenelemente und Mineralsalze.

Muskatnuss

Die aromatische Nuss gilt als probates Mittel zur Anregung der Verdauung und zur Linderung von Schmerzen. Daneben wirkt Muskat blähungstreibend, auswurffördernd, entzündungs-hemmend und fiebersenkend – Ähnliches sagt ihm auch unsere Volksmedizin nach. In Indien schätzt man bei hartnäckigem Durchfall Muskatpulver, das zu gleichen Teilen mit Ingwerpul-ver vermischt und in Wasser verrührt wird. Das Öl der Mus-katnuss, vermengt mit Betelnusspulver und auf den Unterleib einmassiert, soll frühzeitiger Ejakulation entgegenwirken.

Niembaum

Er ist zwar kein Nahrungsmittel im eigentlichen Sinn, soll hier aber dennoch Erwähnung finden. Denn Nimba, wie der Niembaum im Sanskrit heißt, zählt seiner Blätter, seines Öles und seines Holzes wegen zu den wichtigsten Nutzpflanzen Indiens. Aus den Samen stellt man das Niemöl her, das Vata-Dosha reduziert und vor allem bei der Herstellung von Kosmetika und Medikamenten Verwendung findet. Die Blätter verringern Kapha und Pitta und gelten von jeher als Mittel gegen viele Leiden und haben einen festen Platz in der indischen Volksmedizin. Nicht umsonst sagt der indische Volksmund zum Niembaum „Sarva Roga Nivarini" – „Heiler allen Leidens". Der Niembaum wirkt blutreinigend und entgiftend, desinfizierend und entzündungshemmend. Schon die alten ayurvedischen Schriften preisen alle Teile des Nimba – Rinde, Blätter, Blüten, Samen und Fruchtfleisch – als wirksames Mittel gegen eine Vielzahl von Beschwerden. Die Zweige des Baumes dienen Millionen von Indern zur Pflege ihrer Zähne: Sie werden gekaut und gewissermaßen als antiseptische „Zahnbürste" und zur Massage des Zahnfleisches genutzt. Das Öl aus den Ästen dient zudem zur Herstellung von Zahnpasta und Seife.

Papaya

Die Früchte des Melonenbaums, die Papayas, enthalten viele wichtige Vitamine (vor allem Vitamin A und C) und Spurenelemente. Zudem steckt in ihnen ein Enzym, das Papain, welches die Eiweißverdauung fördert und deshalb gut zur Unterstützung einer Schlankheitskur geeignet ist.

Petersilie

Die ayurvedischen Heilkundigen schätzen dieses Küchen-kraut aufgrund seiner harntreibenden Wirkung vor allem bei Beschwerden der Harnwege und Unterleibsorgane, beispielsweise bei Blasenentzündungen und Nierensteinen. Darüber hinaus wirkt Petersilie blähungswidrig und regt den Menstruationsfluss an.

Rosmarin

Blüten und Blätter werden im Ayurveda gerne gegen niedrigen Blutdruck, chronische Schwächezustände und Müdigkeit, rheumatische Beschwerden sowie gegen Blähungen verabreicht. Darüber hinaus gelten sie als schweißtreibend und als aktivierend für die Menstruation.

Salbei

Der auch bei uns heimische Salbei gehört zu den Pflanzen mit zusammenziehender (adstringierender) und sekretionshemmender Wirkung. Er reduziert die Schweißbildung und baut übermäßiges Kapha ab.

Schwarzer Pfeffer

Eines der wichtigsten Mittel der ayurvedischen Heilkunde zur Anregung der Verdauung, zur Ausleitung von Stoffwechselschlacken und Giftstoffen sowie gegen Bakterien, Viren und Darmparasiten ist der schwarze Pfeffer. Weitere Heilanzeigen von Marici, wie schwarzer Pfeffer im Sanskrit heißt, sind Kopfschmerzen, verstopfte und entzündete Nasennebenhöhlen, rheumatische Schwellungen, Entzündungen aller Art sowie Nesselsucht und Wundrose. Die Einsatzbereiche des schwarzen Pfeffers decken sich weitgehend mit unserer Volksmedizin.

Senf

Bis heute ist Senf ein beliebtes Gewürz- und Heilkraut. Das Öl wird aus den Senfsamen (Senfkörnern) gewonnen. Ob Senfkörner oder -öl, beides lindert innerlich genommen Verdauungsstörungen jeder Art und hilft äußerlich in Form von Umschlägen oder Breiauflagen gegen verschiedene Hautbeschwerden, Ischias und Rheuma.

Sesam

Die Heimat des Sesamstrauches liegt in Ostindien. Seine Samen, aus denen das wichtigste ayurvedische Massageöl hergestellt wird (S. 122), helfen gegen Durchfall (verrührt mit etwas Zucker und Ziegenmilch), fördern den Haarwuchs, wirken blutbildend und stärken die Abwehrkräfte. Eine Paste aus Sesamsamen und etwas kaltem Wasser hilft frühmorgens auf nüchternen Magen eingenommen hervorragend gegen Hämorrhoiden.

Bei den ayurvedischen Behandlungen wird meist gereiftes Sesamöl (S. 123) verwendet.

Süßholz

Die Wurzeln dieser in Vorderasien sowie im Mittelmeerraum heimischen Pflanze gelten im Ayurveda als wirksames Mittel gegen Magenbeschwerden und Erkältungskrankheiten aller Art.

Weintrauben

Die Früchte des Rebstocks, einer uralten Kulturpflanze, wirken leicht abführend, stillen Hustenreiz, reinigen das Blut, verbessern die Sehkraft und senken Fieber. Sie werden im Ayurveda gegen Gicht, Fieber, Gelbsucht, Herzschwäche, Brennen beim Wasserlassen, Blutungen, Anämie und Auszehrung verordnet. Ein altes ayurvedisches Hausmittel empfiehlt bei Nasenbluten das Einträufeln von etwas frischem Traubensaft in beide Nasenlöcher.

Wermut

Seine gute Wirkung gegen alle Arten von Verdauungsstörungen und auch gegen Gallenbeschwerden verdankt der Wermut den Bitterstoffen, dem ätherischen Öl und den Gerbstoffen. Wermuttee eignet sich hervorragend zur Unterstützung der Verdauungskraft und zur Entschlackung, denn Wermut reduziert Ama und regt Agni an.

Zimt

Im Ayurveda schätzt man Zimt als schweiß- und harntreibendes Mittel. Außerdem wird er bei Blähungen und Schmerzen empfohlen sowie zur Förderung der Wundheilung und der Verdauung. Bei Kopfschmerzen empfiehlt die indische Heilkunde folgende Methode: Etwas gemahlenen Zimt mit Zucker vermischen und in die Nase hochziehen. Gleich anschließend etwas Ghee schnupfen.

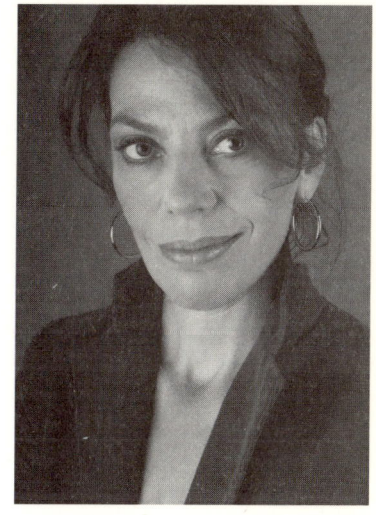

Zur Autorin

Birgit Frohn (geb. 1967) studierte Biologie mit den Schwerpunkten Humangenetik und Pharmakologie in München. Sie publiziert seit vielen Jahren erfolgreich als Buchautorin und Wissenschaftsjournalistin mit den Themenschwerpunkten Gesundheit und Medizin, Ernährung und alternative Heilmethoden.

Haben Sie Fragen an Birgit Frohn?
Anregungen zum Buch?
Erfahrungen, die Sie mit anderen teilen möchten?

Nutzen Sie unser Internetforum:
www.mankau-verlag.de/forum

Weitere Bücher von Birgit Frohn

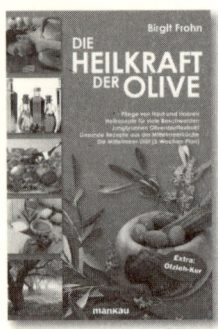

Birgit Frohn
Die Heilkraft der Olive
14,95 € (D) / 15,40 € (A)
Broschur, durchgehend farbig
ISBN 978-3-86374-046-7

Birgit Frohn gibt umfassend Rat, wie das Lebenselixier Olivenöl – innerlich und äußerlich angewandt – Ihre Gesundheit stärken, Beschwerden lindern sowie Haut und Haare pflegen kann.

Außerdem informiert der Ratgeber über die wertvollen Inhaltsstoffe der Früchte und Blätter des Ölbaums und zeigt, worauf man beim Erwerb und beim Umgang mit Olivenöl besonders achten sollte. Gesunde, aber auch überaus schmackhafte mediterrane Rezepte machen die Gesundheitspflege zu einem Hochgenuss.

Darüber hinaus können Sie mit der „Mittelmeer-Diät" – ein detaillierter Speiseplan für zwei Wochen mit genauen Anleitungen und vielen Tipps – viel Gutes für Ihre Gesundheit und Ihre Figur tun.

„Mit etlichen einfachen Rezepten gibt die Biologin Birgit Frohn Tipps für eine gesunde Ernährung, erklärt aber auch gleichzeitig die Geheimnisse der mediterranen Apotheke: Olivenöl hilft bei Husten und Neurodermitis, es lindert Schmerzen bei Rheuma und Prellungen, und es pflegt Haut und Haare. Ein Ratgeber für alle, die ihrer Gesundheit mit Oliven etwas Gutes tun wollen."
La Cucina Italiana

Birgit Frohn
Die Ölzieh-Kur
Einfach und wirksam entgiften
8,95 € (D) / 9,20 € (A)
Taschenbuch, durchgehend farbig
ISBN 978-3-86374-051-1

Das Ölziehen oder „Ölkauen" hat eine lange Tradition, und das in vielen Kulturen: Nicht nur in der russischen Volksmedizin hat sich die Anwendung seit Generationen bewährt; auch in der traditionellen indischen Medizin, dem Ayurveda, gehörte sie stets zum Therapiekanon.

Durch Ölziehen werden gesundheitliche Gefahren im besten Wortsinn an der Wurzel gepackt: Die im Mundraum – insbesondere an den „Zahnherden" – angesammelten Krankheitskeime, Bakterien und Giftstoffe werden an das Öl gebunden und auf diese Weise aus dem Mund entfernt.

Ölziehen dient der umfassenden Gesundheitspflege. Die angesichts ihrer Einfachheit erstaunlich effektive Methode entfaltet ihre positiven Wirkungen auf allen Ebenen des Organismus und hilft Ihnen sowohl bei der Vorbeugung als auch bei der Behandlung zahlreicher gesundheitlicher Beschwerden. Noch wirksamer wird die Ölzieh-Kur mit der passenden Begleitung; deshalb finden Sie im Buch zahlreiche Maßnahmen zur Ergänzung und Unterstützung.

„In ihrem Buch (...) präsentiert (...) Birgit Frohn ausführlich diese Heilmethode, die in der Ayurveda-Medizin schon seit Langem erfolgreich angewendet wird. Außerdem gibt sie zahlreiche Tipps, wie man den Körper unter anderem durch richtige Ernährung, passende Heilpflanzen, Schüßler-Salze und homöopathische Mittel beim Entgiften und Entschlacken unterstützen kann." VITA

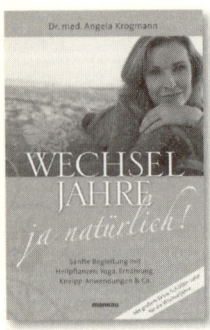

Birgit Frohn &
Dr. med. Angela Krogmann
Wechseljahre – ja natürlich!
14,95 € (D) / 15,40 € (A)
Klappenbroschur
ISBN 978-3-86374-043-6

Der Beginn der Wechseljahre markiert den Beginn einer neuen Ära im Leben einer Frau und birgt ein enormes Potenzial. Längst vorbei sind die Zeiten, in denen frau den Wechseljahren ängstlich entgegengesehen hat. Heute darf diese Phase als Gelegenheit begrüßt werden, spannende neue Erfahrungen zu machen und sich als Frau neu zu definieren.

Natürlich vollzieht sich die Umstellung des Hormonsystems meist nicht ganz spurlos. Um das Betreten des Neulands zu erleichtern, kann frau sich sanft an die Hand nehmen lassen und aus einer Reihe von hilfreichen, natürlichen Methoden wählen.

Leicht verständlich und anschaulich gibt Ihnen „Wechseljahre – ja natürlich!" Einblick in die Neuordnung Ihres Hormonsystems sowie deren Folgen und stellt verschiedene wirksame und alltagstaugliche Methoden vor, um während des Klimateriums körperlich und seelisch im Gleichgewicht zu bleiben: Schüßler-Salze, Naturheilverfahren, Akupunktur und Akupressur, Yoga und die richtige Ernährung für hormonellen Ausgleich.

Auch die gängigen schulmedizinischen Behandlungsmethoden werden vorgestellt – nicht nur der Vollständigkeit halber, sondern um Ihnen alle Möglichkeiten aufzuzeigen, rundum gesund und zufrieden den neuen Lebensabschnitt zu meistern.

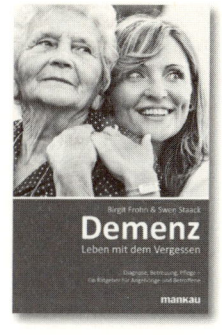

Birgit Frohn & Swen Staack
Demenz – Leben mit dem Vergessen
14,95 € (D) / 15,40 € (A)
Klappenbroschur
ISBN 978-3-86374-059-7

Die Autoren machen Mut, das Schicksal Demenz zu akzeptieren, dabei jedoch nicht zu resignieren: Schritt für Schritt wird vorgestellt, was von der Diagnose über die tägliche Betreuung in der Häuslichkeit bis hin zum Heim-Aufenthalt zu beachten und zu tun ist.

Das Buch zeigt detailliert die Möglichkeiten zur Unterstützung und Förderung auf, gibt wirksame Hilfestellung in juristischen Belangen und steht bei den vielfältigen alltäglichen Schwierigkeiten zur Seite. Selbstverständlich widmet es sich auch den Anzeichen und möglichen Ursachen einer Demenz, deren Formen sowie der Diagnose. Dabei hilft ein spezieller Test zur Überprüfung der Hirnleistung.

Im Fokus des praxisnahen Ratgebers stehen die Angehörigen und Betreuer der Demenzpatienten. Ausführliche Informationen, etwa zu Ansprechpartnern, Beratungsstellen sowie Gedächtnissprechstunden, runden diesen wichtigen Begleiter im Leben mit Demenz ab.

„Das Schicksal Demenz ist schwer, aber es lässt sich erleichtern. Möglichkeiten dazu haben wir an der Hand – bereits jetzt und zukünftig noch mehr. Welche das sind, zeigt dieses Buch. Es ebnet die Wege, mit dem Vergessen (besser) zu leben: informiert, klärt auf, gibt Tipps und macht Mut – umfassend und positiv."
Heike von Lützau-Hohlbein, 1. Vorsitzende der Deutschen Alzheimer Gesellschaft e. V. Selbsthilfe Demenz

Stichwortregister

A

Abführen .... 77, 127, 158ff.
Abführmittel .... 117, 158ff.
Abhyanga .... 135ff.
Agni .... 41, 79, 206ff.
224
Akshitarpana 144
Ama .... 208, 210f.
Antioxidanzien 83, 122
Asana .... 91f.
Atmen .... 105f.
Augenbad 144
Avaghaha Sweda 146
ayurvedische
Küche .... 198ff., 225ff.

B

Bioenergien 29f., 35
Biorhythmen .... 47ff.
Butterreinfett .... 83, 213f.

C

Cellulite 124, 141, 147
152, 156

D

Darm .... 29ff., 116, 158ff.
Dhatu .... 35ff.
Diagnose .... 70ff.

Dosha
Dosha .... 23ff., 38ff., 47ff.
115ff., 216ff.
Durchblutung 94, 99, 125
127, 174, 177
181f., 191

E

Einlauf .... 124, 161ff.
Elemente 23ff., 38, 41, 43
217, 219, 221
Entschlackung .. 118, 147, 206
210ff.
Ernährung .... 86, 197ff.
216ff.
Extrakte –
Kashaya .... 81f.

F

fermentierte
Präparate 84
Fettpräparate .... 82f.

G

Gandusha 130ff., 166
Ganzkörperölguss .... 156f.
Ganzkörper-
ölmassage .... 135ff.
Garshan .... 141ff.
gereiftes Sesamöl 123

Geschmacks-
   richtungen 199f., 223
Gesichtswasser .... 170f.
Gesundheits-
   prognose 15
Gesundheits-
   system 7, 15, 18
Gewürze 76ff., 80, 86
   176, 291ff.
   226ff.
Ghee 83, 88, 144
   213f.
Giftstoffe .... 71, 113ff.
   130ff.

H

Haarpackung .... 186ff.
Haarpflege .... 183ff.
Hatha-Yoga .... 90ff.
Haut .... 110, 122ff.
   135ff., 169ff.
   190ff.
Heilpflanzen .... 74ff., 81ff.
heiße Packung
   mit Zitronen .... 147f.
Heißwasserbad 146
Hirnfunktionen 26, 127
Honig 88, 191, 214

I

Immunsystem 35, 44, 88
   91, 131, 207

J

Jahreszeit .... 24, 47f., 52ff.
   203, 222f.
Jambira Pinda Sweda 147

K

Kapha .... 29f., 43ff., 49ff.
   66ff., 221f.
Kapha-Effekte .... 45f.
Kapha-Störungen ..... 34, 45f.
   116f.
Klistier .... 159, 161ff.
Konfekte 84
Konstitution .... 31f.
Konstitutionstyp ... 38ff., 59ff.
Kopfwickel 155
Körpergewebe 35ff., 87
Kräuterweine 84

L

Lebensführung .... 90ff.
Lotussitz .... 108f.

M

Maske .... 173ff.
Massage mit
   Pflanzenpulvern 155
Meditation .... 107ff.
medizinische Öle .... 82f.
Milch .... 88, 180, 191f.
   215
Mundhygiene .... 168f.

Mundspülung ... 130 ff., 168 f.
Muskulatur .... 36, 91 ff.

N

Nagelpflege .... 194 ff.
Nasenspülung ... 124 f., 127 ff.
Nasya .... 124 f., 127 ff.
Nervensystem ... 37 f., 135, 154

O

Ölbad 145
Olivenöl 123, 132, 149
192
Ölziehen .... 130 ff.

P

Panchakarma .... 89, 149 ff.
Pflanzenheilkunde .... 74 ff.
pflanzliche Öle .... 82, 122 ff.
Picu 155
Pillen .... 84 f.
Pitta .... 23, 29 ff., 38
41 ff., 49 ff.
64 ff., 219 f.
Pitta-Effekte 43
Pitta-Störungen 43
Pizhichil .... 156 f.
Pranayama .... 105 f.
Pulsdiagnose .... 71 f., 121
Rasayana 87
Reibemassage .... 141 ff.
Ritucharya 222

S

Samhita .... 14 ff., 74
Samvahana 154
Schlacken ..... 113, 117 f., 130 ff.
158 f, 167, 208
210
Schlaf .... 110 ff.
Schwitzbehandlung 152
Selbstheilungs-
kräfte 118, 132, 158
182
Sesamöl .... 82 f., 122 ff.
Shirodhara .... 149 ff.
Shirovasti 153
Sinne .... 27 ff., 70 ff., 199
223
Snehavaghaha 145
Sonnengruß .... 101 ff.
Srota 36, 208
Stirnguss mit Öl .... 149 ff.
Stoffwechsel .... 41, 105, 115 ff.
219
Stoffwechsel-
toxine 89, 208
Subdosha .... 32 f.
Suryanamaskar .... 101 ff.
Swedana 152
Synchronmassage 154

T

Tagesablauf ...... 46, 48 ff., 90
Tageszeit .... 48 ff.

Traditionelle Chinesische Medizin (TCM) 131
Tridosha .... 29ff.
Triguna .... 203ff.
typgerecht essen .... 197ff.

U

Udvarthana 155
Umwelt 24, 31

V

Vaidya 10, 69ff., 110
195
Vasti .... 161ff.
Vata .... 23, 29ff., 38ff.
49ff., 59ff.
217ff.
Vata-Effekte .... 40f.
Vata-Störungen .... 40f.
Veden 11
vegetarisch 198
Verdauung .... 26, 34, 41f.
158, 160
203ff.
Verdauungsfeuer ... 26, 206ff.
Virecana .... 158ff.

W

Waschung .... 179f.
Wetter 24, 121

Y

Yoga .... 90ff.

Z

Zahnpflege .... 164ff.
Zungenbelag 167
Zyklus 49, 56

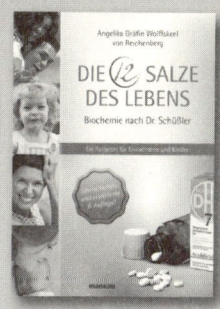

Angelika Gräfin Wolffskeel von Reichenberg

DIE 12 SALZE DES LEBENS
Biochemie nach Dr. Schüßler

14,95 € / 15,40 €
ISBN 978-3-86374-086-3

»In diesem Buch werden die Zusammenhänge sehr klar und verständlich aufgezeigt. Angelika Gräfin Wolffskeel von Reichenberg schreibt umfassend und sehr interessant über die 12 Salze des Lebens in überzeugender und kompetenter Weise.«
Ruth Maria Kubitschek

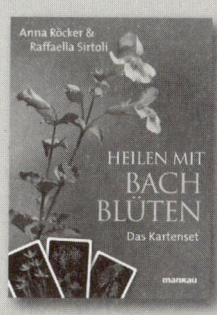

Anna Elisabeth Röcker & Raffaella Sirtoli

HEILEN MIT BACHBLÜTEN
DAS KARTENSET

15,95 € (D) / 16,40 € (A)
ISBN 978-3-86374-099-3

Finden Sie auf einfache Weise die richtige Bachblüte für Ihr jeweiliges Anliegen, erfahren Sie ihre Wirkung und Botschaft und lassen Sie sich von der Schönheit der außergewöhnlichen Fotografien verzaubern.

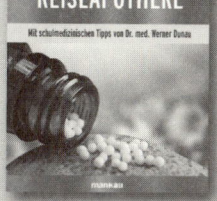

Sven Sommers

HOMÖOPATHISCHE HAUS-
UND REISEAPOTHEKE
Mit schulmedizinischen Tipps von Dr. med. Werner Dunau

9,99 € (D) / 10,30 € (A)
ISBN 978-3-86374-010-8

Im praktischen Handtaschenformat für zu Hause und unterwegs!

»Der clevere Ratgeber für fast alle Lebenslagen!«   Pulsar

»(...) ist auch im Alltag hilfreich, denn es bietet Hinweise zur Vorbeugung, erklärt die richtige Diagnose, gibt allgemeine Tipps (...) und erläutert die Behandlung der gängigsten Erkrankungen.«
Schwäbische Zeitung

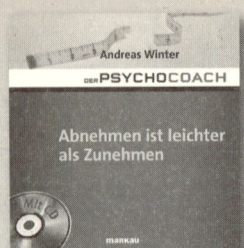
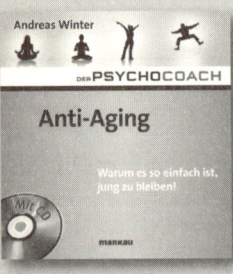
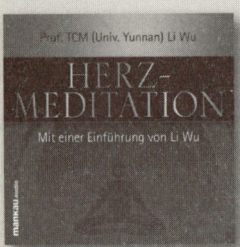
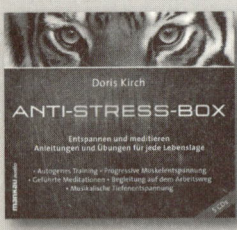